Kim da Silva ist Kinesiologe und Lehrer für Healing Tao mit eigener Praxis in Berlin. Bei seiner Beratungstätigkeit über Ernährungsfragen kann er sich auf umfangreiche Erfahrungen stützen, die er im Rahmen einer längeren Forschungstätigkeit u.a. in den Bereichen Lebensmittelchemie, Mikrobiologie und Botanik erwarb.

Die enge Verbindung von energetischer Ernährungsmedizin und naturwissenschaftlichem Hintergrund führt zu Ernährungsempfehlungen und Richtlinien, die in der täglichen Praxis erstaunlich gut umsetzbar sind.

Herausgegeben von Wolfgang Gillessen
Ebenfalls in der Reihe »Praxis Leben Lernen« im Knaur-Programm
erhältlich:

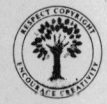

Originalausgabe Juni 1990
© 1990 Droemersche Verlagsanstalt Th. Knaur Nachf., München
Das Werk einschließlich aller seiner Teile ist urheberrechtlich geschützt.
Jede Verwertung außerhalb der engen Grenzen des Urheberrechts-
gesetzes ist ohne Zustimmung des Verlages unzulässig und strafbar.
Das gilt insbesondere für Vervielfältigungen, Übersetzungen,
Mikroverfilmungen und die Einspeicherung und Verarbeitung
in elektronischen Systemen.
Umschlaggestaltung Manfred Waller
Umschlagillustration Gerhard Prokop
Satz Auerdruck, Donauwörth
Druck und Bindung Elsnerdruck, Berlin
Printed in Germany 5 4 3 2
ISBN 3-426-06014-0

Kim da Silva:
Richtig essen zur richtigen Zeit

Ernährung und Kinesiologie

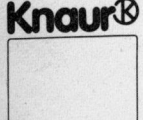

Für Do-Ri,

die ständig für mich da ist
und mir immer wieder hilft.

Inhalt

7

Danksagung

Ich danke meinen Patienten, meinen Kursteilnehmern und Freunden. Ich bedanke mich bei den Ärzten für ihre Hilfe und Anregungen, besonders bei dem lieben Hartmut. Ein besonderes Dankeschön geht an meine Mitarbeiter, meine geistigen und kinesiologischen Lehrer und an alle, die mich ermuntert, angeregt und gefordert haben, in meiner Arbeit zu wachsen.

Vorwort

Ratlosigkeit! Das Angebot an den verschiedensten Ernährungsempfehlungen wird immer größer, und die Verunsicherung wächst. Täglich erscheinen neue Meldungen über Umweltverschmutzung und bestimmte Stoffe in unserer Nahrung, die dort absolut nicht hinein gehören. Es gibt die widersprüchlichsten Empfehlungen über das, was wir nun unbedingt essen sollen oder was wir auf keinen Fall essen sollten, welche Diät die richtige für uns ist, und welche Ergänzungsstoffe wir noch zusätzlich zu unserer Ernährung benötigen.

In diesem Dschungel der Ernährungsempfehlungen bilden sich die unterschiedlichsten Gruppierungen, die oft total entgegengesetzte Auffassungen vertreten. Was bei diesen verschiedenen Ernährungsempfehlungen bislang so gut wie überhaupt nicht berücksichtigt worden ist, ist der Allergie-Aspekt der Ernährung und der Aspekt der Organ-Energien, genauer gesagt, der Aspekt der Akupunkturmeridiane.

Viele Menschen spüren, daß mit ihrer Ernährung irgend etwas nicht stimmt und daß sie ihre Ernährungsweise ändern sollten. Sie wissen aber vielfach nicht, wie sie damit beginnen können. So sammeln sie Erfahrungen mit irgendeiner Ernährungsmethode, und gleichzeitig beginnt der Streß. Sie glauben offensichtlich, je streßvoller die Umstellung ihrer Ernährung vonstatten geht, um so besser wird wohl die Wirkung sein. So werden Nahrungsmittel sehr bald zur bitteren Arznei.

In diesem Buch geht es nicht darum, eine neue Diät oder ein neues Dogma zu postulieren. Es geht darum, bestimmte Nahrungsmittel nur zu bestimmten Zeiten zu essen. Dadurch wird der physiologische Ablauf (das Zusammenspiel unserer Organe und Organfunktionen) in unserem Körper unterstützt, und wir fördern ihn in seinem Bemühen, sich selbst zu heilen. Eine Bitte an die Leserinnen und Leser. Dieses Buch ist als Arbeitsbuch gedacht und soll Anwendung im täglichen Umgang mit unserem Essen finden. Wenn auch verschiedene Vorschläge neu sind und Gedanken und Emotionen herausfordern, so ist es doch gewiß, daß sich nur etwas ändern kann, wenn wir Gelesenes in die Praxis umsetzen. Mein Wunsch ist es, nicht zu weiteren Diskussionen beizutragen, sondern jeden Menschen zum Handeln aufzufordern. Ganz nach der Devise: Einfach zwei bis vier Wochen anwenden und sehen, was passiert, oder was passiert, wenn wir wieder zum »Normalen« zurückkehren.

Einleitung

Der bekannte Ausspruch des Sokrates, wonach »wir nicht leben, um zu essen, sondern essen, um zu leben«, ist zwar durchaus Teil des Allgemeinwissens, wird aber als Handlungsmaxime viel zu wenig beachtet.

Unser heutiges Essen hat so viele Aspekte, daß sie uns nur teilweise bewußt sind. Das Spektrum reicht von der Nouvelle Cousine der Franzosen bis hin zur deutschen Vollwertkost. Das Essen wird auch zur emotionalen Balance und als Seelentröster mißbraucht. Zu erwähnen sind die verschiedenen Diäten, ihre unterschiedlichen Betrachtungsweisen und Zielsetzungen: Schlanksein, Gesundsein, straffe Haut haben, fit fürs Skifahren, die richtige Bikini- und Badehosenfigur haben und vieles mehr. Mit diesen und ähnlichen Schlagzeilen werden wir immer wieder auf eine neue, bessere, mehr Erfolg versprechende Diät aufmerksam gemacht. Aber in diesem Moment tritt ein anderer Streß ein: der Streß nämlich, eine bestimmte Diät auch einhalten zu müssen.

Wir können uns vieles erleichtern, wenn wir uns an die von den Organen vorgegebenen Verdauungszeiten halten und so mit dem physiologischen Ablauf im Körper in Einklang sind. Aus der Kinesiologie wissen wir, daß eine Balancierungsmethode, in unserem Fall eine Ernährungsempfehlung, immer so sein sollte, daß sie unseren Körper unterstützt. Eine Balancierungsmethode, und sei sie noch so gut, sollte uns und unseren Körper nicht in Streß versetzen. Oft ist der Streß mit der Einhaltung der Diät jedoch größer als der, den wir vorher mit der falschen Ernährung hatten.

TEIL I

Die Grundlagen

1. Ernährung – das große Thema

Viele Menschen spüren, daß sie etwas in ihrem Leben ändern müssen. Wo beginnen sie? Natürlich bei der Ernährung! Warum eigentlich? Es ist hochinteressant, daß alles, was mit Ernährung zu tun hat, ein brisantes Thema ist und stets von hoher Aktualität bleibt. In der Ernährungswissenschaft und bei den »Außenseiterdiäten« gibt es einige Lehrtraditionen, die besonders beliebt sind. Deren Schulungen und Kurse werden von Hunderten von Teilnehmern besucht. Oft sind Veranstaltungen blitzschnell ausgebucht, und es müssen Wartelisten angelegt werden. Wenn wir uns um Ernährung kümmern, brauchen wir fast nichts anderes mehr tun. Es gibt Leute, die verbringen den halben Tag mit Einkaufen und mit Essenszubereitung. Weitere Beschäftigung bringt dann noch das Belehren anderer Menschen. Es geht sogar so weit, daß Ernährung zu einem Glaubensbekenntnis wird. »Absolut nur das und sonst nichts anderes« ist die Devise. Die »Prediger« sind mit dem Tun in der Ernährung so ausgelastet, daß sie eigentlich zu nichts anderem mehr kommen. Diese Tätigkeit schafft für sie in ihrem tiefsten Inneren auch die Befriedigung, für sich und die Umwelt etwas getan zu haben.

Neben der Ernährung gibt es eine Reihe wichtiger Dinge, die ebenfalls einer Balance bedürfen. Hierzu gehört insbesondere unsere emotionale Situation. Auch die Wahrnehmung unseres Denkens, Handelns und Tuns bedarf größerer Aufmerksamkeit. So können wir feststellen, was wir im Laufe des Tages alles an Aktion bewirken. Was wir brauchen, ist eine vernünftige Einstellung und eine Balance zu allen Dingen. Dazu zählt auch ein balanciertes Verständnis für die Ernährung.

Der eine sagt, die Ernährung nach Bruker ist die beste. Die

andere schwört auf Makrobiotik. Ein anderer sagt, Trennkost muß sein. Wichtig ist, daß wir die verschiedenen Diäten als Therapiemöglichkeiten begreifen! Wir können dann sehr genau herausfinden, beispielsweise durch kinesiologische oder andere Tests:

1. Welche Therapie braucht der Körper?
2. Wie lange braucht er sie? und
3. Wann müssen wir sie wieder umstellen?

Ich werde noch beschreiben, wie allergisch manche Leute in ihrem emotionalen Verhalten reagieren, wenn man sie auf ihre Ernährungsweise anspricht. Wie sieht es dabei mit Ihnen persönlich aus?

2. Erklärung von Begriffen

Was ist Energie? – Was ist Organ-Energie?

Jeder beschreibt den Begriff der Energie anders. Von der Physik über die verschiedenen Meditations- und Yogamethoden bis hin zur Esoterik gibt es unterschiedliche Definitionen. Ich denke, eine brauchbare Erklärung für jeden ist folgende: Energie spüren wir dann am meisten, wenn sie uns fehlt. Das Wort Energie kommt aus dem Griechischen und zwar von »Energejia«, und das heißt Wirksamkeit. In der Goethe-Zeit stand das Wort Energie für Tatkraft, Kraft und Nachdruck, aber auch für Arbeitsvorrat. In der Physik wird Energie umschrieben mit »gespeicherter Arbeit«.

In unserem Körper dient die Energie dazu, unsere Organe zu schützen. Gleichzeitig sind bestimmte Muskeln den jeweiligen Organen zugeordnet, und es gibt eine energetische Beziehung der Organe zu den Muskeln. Diese Verbindung ist elektromagnetischen Schaltkreisen vergleichbar. Wir müssen uns den Bezug zwischen einer geschwächten Organ-Energie und dem zugeordneten Organ so vorstellen wie einen Menschen, der im Winter in der Badehose im Freien spazieren geht. Er wird da nicht lange aushalten können, ohne sich eine Erkältung zu holen. Hat er einen Wintermantel an, dann kann er stundenlang draußen spazierengehen, ohne daß ihm etwas passiert.

Wenn unsere Organ-Energie aus der Balance kommt, oder, um im Bild zu bleiben, wir keinen Wintermantel als energetischen Organschutz zur Verfügung haben, so hat das langfristig Auswirkungen auf unsere Organe. Bei energetischen Betrachtungen ist es immer so, daß wir in großen Zeiträumen von 10 bis 15 Jahren denken. Fällt das energetische Potential im Laufe des Lebens, so werden auch die Organe bald angegriffen. Gerät eine Organ-Energie aus der Balance, so verdichtet sie sich erst im Laufe der Jahre, wie oben schon erwähnt, zu einer Krankheit. Von der organ-energetischen Imbalance bis zur Manifestation im Organ kann es manchmal 15, 20 oder sogar 25 Jahre dauern. Aber auf diesem Weg passieren viele Dinge.

Energetische Imbalancen zeigen sich unter anderem auch durch emotionale Störungen, psychologische Verhaltensmuster, psychosomatische Beschwerden und Schmerzen, für die es keine ärztliche Erklärung gibt.

Beschreibung der Energien
(Akupunktur-Meridiane)

Es gibt vierzehn Haupt-Energieströme, die **Meridiane** genannt werden, in unserem Körper. Zwei davon nehmen eine Steuerfunktion ein, zwei davon sind physiologischer Natur (Kreislauf und Schilddrüse), und zehn Meridiane sind direkt den Organen zugeordnet.

Wir müssen uns die Meridiane wie elektrische Leitungen vorstellen, die einen ganz bestimmten Verlauf haben. Dieser wird in der chinesischen Medizin seit Jahrtausenden beschrieben. Die Meridiane laufen drei bis fünf Millimeter unter der Hautoberfläche und treten an ganz bestimmten Punkten an die Hautoberfläche. Das sind die sogenannten **Akupunkturpunkte**. Jeder Energiestrom hat einen inneren Verlauf mit mehreren Zweigen. Ein Zweig geht zu den Organen, daher ergeben sich die Namen. Ein anderer Zweig stellt die Verbindung zum nächsten Energiestrom her.

Selbst wenn die zwölf Hauptenergiebahnen nicht immer optimal in der Balance sind, geschieht uns zunächst überhaupt nichts. Wenn diese Imbalance jedoch zu einem Dauerzustand wird, können wir uns leicht vorstellen, daß ein dazukommender Infekt oder eine andere Krankheit wesentlich stärker verläuft, als wenn unsere Meridiane noch in der Balance wären. Balancierte Meridiane helfen dem Körper, seine Selbstheilungskräfte zu mobilisieren und wieder schneller gesund zu werden. Wir können uns die Meridiane als einen geschlossenen Energiekreis vorstellen, der in unserem Körper ständig um ein Gleichgewicht bemüht ist. Daher ist es wichtig, daß wir die Funktion unserer Meridiane in der Balance halten.

Unsere innere Uhr: Die Organuhr

Wir sollten uns stets so ernähren, daß wir die Energiebahnen in der Balance halten und nicht schädigen. Eine kinesiologisch energetisch sinnvolle Ernährung tut genau das: Sie bringt bereits vorhandene Imbalancen in die Balance!
Dazu müssen wir beachten, daß wir zwölf Hauptenergieströme haben und der Tag vierundzwanzig Stunden hat. Somit wechselt die Hauptaufmerksamkeit des Körpers alle zwei Stunden von einem Organ zum anderen.
Die Organ-Uhr ist unsere innere Uhr

Uhr	Aktive Energiebahn
6– 8.00	Dickdarm-Meridian
8–10.00	Magen-Meridian
10–12.00	Milz Pankreas-Meridian
12–14.00	Herz-Meridian
14–16.00	Dünndarm-Meridian
16–18.00	Blasen-Meridian

Uhr	Aktive Energiebahn
18–20.00	Nieren-Meridian
20–22.00	Kreislauf-Sexus-Meridian
22–24.00	Dreifacher Erwärmer-Meridian
0– 2.00	Gallenblasen-Meridian
2– 4.00	Leber-Meridian
4– 6.00	Lungen-Meridian

Es sollte so sein, daß in diesen Zeiten tatsächlich die entsprechenden Meridiane aktiv sind. Gibt es eine Störung in der Funktion, dann passiert folgendes: Wir werden zu ganz bestimmten Zeiten am Tage müde bzw. wachen regelmäßig zu ganz bestimmten Zeiten in der Nacht auf. Das ist eine Erklärung für Müdewerden oder Aufwachen zu »abnormalen« Zeiten, und es passiert meistens im sogenannten »Meridian-Übergang«.

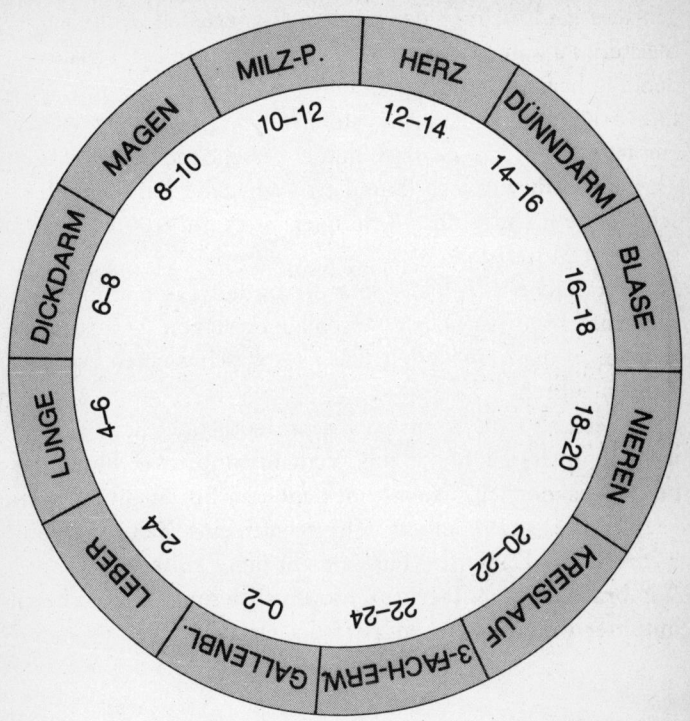

Es gibt Menschen, bei denen diese Uhr um drei Meridiane nach hinten verschoben ist. Diese Leute werden aber abends munter, bekommen spät noch Hunger und finden den Weg ins Bett nicht, obwohl sie tagsüber müde waren. Erst gegen Mitternacht oder später kommen sie zur Ruhe. Sie gehen nicht früher ins Bett, weil sie nicht einschlafen können. Sie rollen sich von einer Seite zur anderen. Das geht so die ganze Nacht. Oft stehen sie nachts ein paarmal auf, meistens im 2-Stunden-Takt, so wie die Meridiane funktionieren. Morgens um 6.00 Uhr schlafen sie tief ein, und wenn der Wecker klingelt um 6.30 Uhr sind sie »tot«, fühlen sich total zerschlagen und sind nicht in der Lage, sich vorzustellen, ihren Tag meistern zu können. Sie müssen aber aufstehen und irgendwie den Tag herumbringen.

Die Erklärung zu diesem Fall, der keine Seltenheit ist, ist einfach: drei Meridiane nach hinten verschoben bedeutet, daß die innere Uhr um sechs Stunden »nach«geht. Für diese Menschen, wie im angeführten Beispiel, ist es um 6.00 Uhr morgens erst Mitternacht.

Diese Tatsache trifft leider sehr oft zu, nicht immer in dieser Extremform. Aber selbst Verschiebungen von 2–3 Stunden können in dem erwähnten Fall zu abgeschwächten Auswirkungen führen.

Beim Jet-Lag wird es uns auch sehr deutlich, es hat auch mit unserer inneren Uhr zu tun. Verkehrsmittel wie Flugzeuge machen es möglich, schnell einen anderen Kontinent zu erreichen. Aber unsere innere Uhr schafft eine Zeitumstellung während der Dauer des Fluges nicht ohne Hilfe.

Wir brauchen 2–3 Tage zur Akklimatisierung, wir verlieren mitunter wertvolle Arbeitszeit oder Urlaubstage.

Das Rad der fünf Elemente und das gute Klima in unserem Körper

Die Meridiane in unserem Körper sind den 5 Elementen zugeordnet.

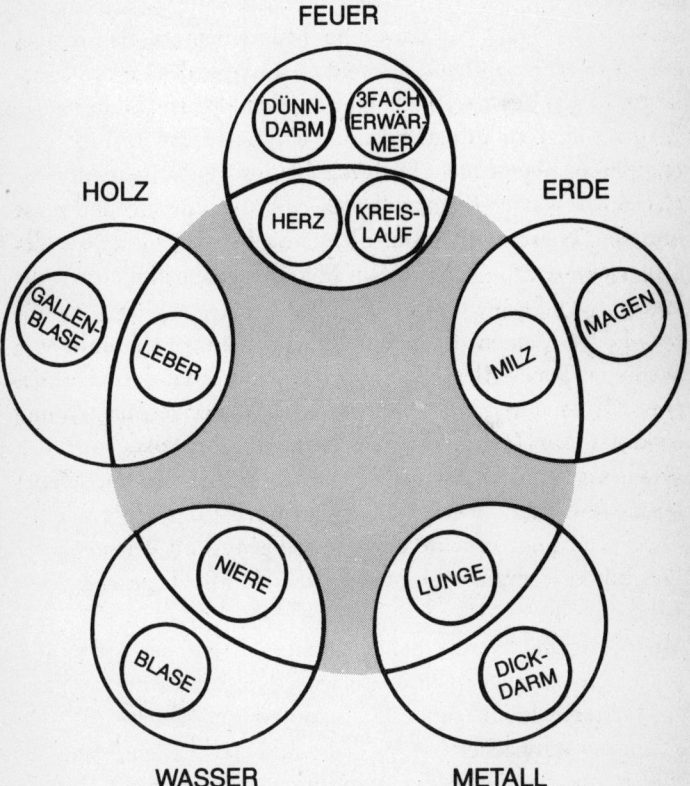

Beschreibung zur Skizze:
Wir sehen oben das **Feuer-Element**. Es ist **rot,** und das Klima ist **heiß.** Unten ist das **Wasser-Element**. Es ist **blau,** und das

Klima ist **kalt**. An der linken Seite befindet sich das **Holz-Element**. Es ist **grün,** und das Klima ist **feucht.** Auf der rechten Seite ist das **Metall-Element**. Es ist **weiß,** und das Klima ist **trocken.** Diese Klimata vereinigen sich im Erd-Element. Es ist gelb.

Das Feuer-Element hat viele unterstützende Energien, um »feurig« zu sein. Wir haben im Feuer-Element als einziges Element vier Energien. Dies sind die Energie des Herzens, des Dünndarms, des Kreislaufs und der Schilddrüse. Dem Feuer-Element sind außerdem noch die Thymusdrüse und die Nebennieren zugeordnet. Dadurch ist das Feuer-Element sehr stark. Im Wasser-Element haben wir die Energie der Blase und der Nieren. Im Holz-Element gibt es die Energie der Leber und der Gallenblase. Im Metall-Element finden wir die Energie der Lunge und des Dickdarms.

Das Feuer-Element ist in unserem Erdteil sehr dominierend. Wenn das Feuer-Element zu stark ist, verbrennt das Feuer das ganze Holz und die Erde. Es läßt das Wasser verdunsten und schmilzt das Metall. Dieser Zustand führt zu *Krankheit.* Wenn das Feuer im Körper zu groß ist, läßt es sich nur schwer beruhigen. Ist es aber gelungen, so wächst das Holz wieder. Die Erde bringt Früchte hervor, weil genügend Wasser da ist. Die kühle Energie verhindert, daß das Metall geschmolzen wird.

Wenn wir das Gesetz der Elemente ein bißchen verstehen, begreifen wir auch, warum sich der Körper oft nur langsam regenerieren kann. Besonders dann, wenn es sich um Menschen mit schwacher Energie handelt. Dazu zählen Allergiker und Leute, bei denen das Immunsystem geschwächt ist.

Im Sommer können wir das auch gut beobachten. An heißen Tagen haben viele Menschen Probleme mit Kreislauf, Herz und Blutdruck. Sie stöhnen und leiden, sind zur Arbeit nicht zu gebrauchen, aber sonst geht's ihnen gut. Was passiert bei heißem Wetter? Wenn unser Körper zu heiß ist und zusätzlich Sommerhitze dazukommt, kann der Körper die Hitze innen und außen nicht mehr in der Balance halten. Die Sicherung brennt durch.

Gehirn-Integration

Um eine Basis für unsere Gesundheit zu haben, müssen wir sicherstellen, daß unsere beiden Hirnhälften miteinander integriert sind. In der klinischen Psychologie gibt es den Satz: *»Jede Krankheit hat ihre zerebrale Dominanz.«* Das Gehirn ist die Koordinationszentrale des ganzen Körpers. Bei Behinderungen wird das besonders deutlich. Man weiß aus der Legasthenie, wenn Stotterer singen, stottern sie nicht mehr. Das Singen beschäftigt nämlich beide Gehirnhälften zur gleichen Zeit. Die eine Gehirnhälfte ist mehr den analytischen Fähigkeiten zugeordnet, die andere mehr den intuitiven.

Wenn wir längere Zeit immer nur aus der dominanten Gehirnhälfte heraus leben, heißt das nicht, daß wir die andere nie benutzen. Aber die dominante Seite wird eben mehr benutzt als die andere. Die Einseitigkeit führt zu Unausgewogenheiten im energetischen Bereich. Diese manifestieren sich über Jahre und Jahrzehnte. Daraus entwickeln sich Verhaltensmuster, die wir nicht leben wollen, und in weiterer Folge möglicherweise auch Krankheiten. Daher müssen wir sicherstellen, daß unsere beiden Gehirnhälften immer zur gleichen Zeit arbeiten. Das ist eine wichtige Basis für unsere Gesundheit.

Warum ist die Integration der Gehirnhälften wichtig?

Die linke Gehirnhälfte ist hauptsächlich für unser analytisches Denken und für verbale Aktivitäten verantwortlich. Sie verarbeitet Informationen nacheinander und zerlegt sie in kleinste Teilchen (digitale Informationen).

Die rechte Gehirnhälfte ist für künstlerische und intuitive Tätigkeit sowie für Raumorientierung zuständig. Sie verarbeitet die Informationen ohne Bewertung und ohne Begrenzung.

Linksdominante Menschen können auch unter beträchtlichen nervlichen und seelischen Belastungen arbeiten.

Sie »versuchen«, damit fertig zu werden. Sie sind in einem intellektuellen Kampf mit der Umwelt, das Gefühlsleben ist stark reduziert, da ihnen die intuitiven Aspekte ihrer Existenz – nämlich die Möglichkeiten der rechten Gehirnhälfte – nicht immer so zugänglich sind.

Rechtsdominante Menschen reagieren bei zu großem Druck und Streß mit Wirklichkeitsflucht (Depression, Flucht in eine Krankheit). Sie sind nicht in der Lage, Auswege – also Lösungen, die in einen ausgeglicheneren Zustand führen, zu finden. Diesen Menschen sind die Möglichkeiten der analytischen linken Gehirnhälfte nicht immer zugänglich.

Wenn beide Gehirnhälften integriert sind, können wir kreativ sein. Gleichzeitig meistern wir unsere tägliche Routine und nehmen darüber hinaus noch andere Möglichkeiten wahr.

Leider erleben wir den Zustand der Integration nicht sehr häufig. Zwei Gehirnhälften, die gleichzeitig zusammenarbeiten, sind jedoch besser als jeweils eine zu ihrer Zeit.

Die Gehirnintegration erreichen wir durch eine Ernährung in organenergetisch sinnvoller Weise, die den physiologischen Ablauf in den Organen unterstützt, und durch bestimmte Übungen (s. dazu den Übungsteil und Anhang).

Linke und rechte Gehirnhälfte

1. In diesem Beispiel fehlt die energetische Verbindung

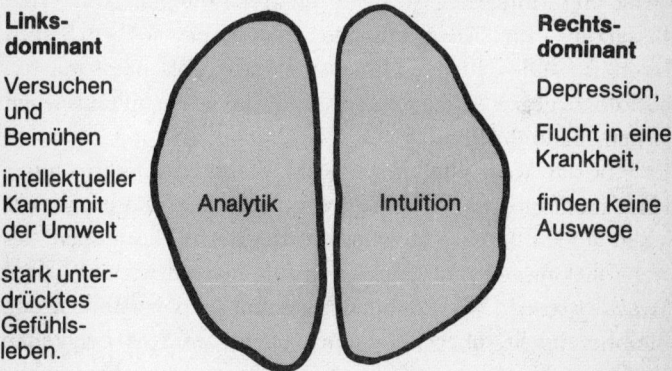

**Links-
dominant**

Versuchen
und
Bemühen

intellektueller
Kampf mit
der Umwelt

stark unter-
drücktes
Gefühls-
leben.

Analytik

Intuition

**Rechts-
dominant**

Depression,

Flucht in eine
Krankheit,

finden keine
Auswege

2. Die Integration der beiden Gehirnhälften erreichen wir durch allergologisch richtige Ernährung mit gleichzeitigen Übungen in energetisch sinnvoller Art und Weise.

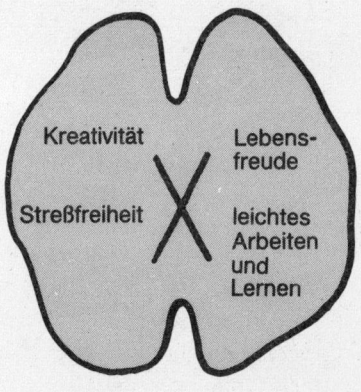

Kreativität

Lebens-
freude

Streßfreiheit

leichtes
Arbeiten
und
Lernen

Herz-Integration

Zur Basis der Gesundheit gehört ebenfalls eine funktionierende Herzintegration. Wir müssen darauf achten, daß auch unser Herz integriert ist, denn die Herz-Integration ist Voraussetzung für Allergiefreiheit. (Nachzulesen bei Steven Rochlitz: »Die fehlende Dimension Energiebalance – mit Kinesiologie gegen Allergien und Candida«, Knaur: Praxis leben lernen, Band 6000)

Es gibt das Wort »**halbherzig**« im Volksmund. Wenn unser Herz nicht integriert ist, leben wir halbherzig, was immer wir leben wollen. Unsere Ideen, unser Beruf, die Gesundheit – es wird alles immer nur Stückwerk. Oft bleiben wir auf halber Strecke stehen. Wir können uns dann auch vorstellen, daß Halbherzigkeit, über Jahrzehnte gelebt, zu Schwierigkeiten im Organ Herz führen kann: Extrasystolen, Herzrasen ohne klinischen Befund bis hin zum Herzinfarkt. Es ist klar, daß darüber hinaus auch falsche Ernährung das Risiko, an einem Herzinfarkt zu erkranken, erheblich erhöhen kann.

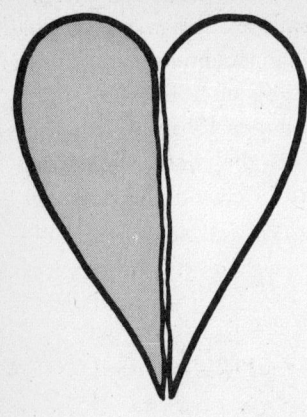

Allergien führen zur
Desintegration der beiden
Herzhälften

Mögliche Erscheinungen:
Halbherzigkeit
Extrasystolen
Herzrasen
Herzrhythmusstörungen
Obwohl Beschwerden
vorliegen, gibt es noch keine
ärztlichen Befunde.

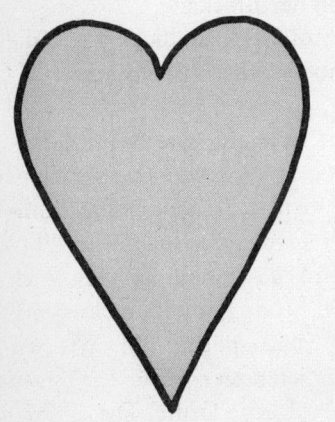

Die Herz-Integration erreichen
wir ebenfalls durch
allergologisch richtige
Ernährung mit gleichzeitigen
Übungen in energetisch
sinnvoller Weise.

Allergie

Die Definition einer Allergie: übermäßige Reaktion des Immunsystems auf normalerweise harmlose Substanzen wie Pollen, Tierhaare oder Staub, die zu unangenehmen Symptomen wie Haut-, Augen- und Nasenreizung oder Entzündungen, Heuschnupfen und Verdauungsstörungen führen können.

Zu den wichtigsten Allergien gehören die allergischen Reaktionen auf chemische Stoffe und natürlich die Nahrungsmittel-Allergien.

Wie entsteht eine Allergie?

Stoffe kommen an uns heran und dringen in den Körper. Der funktionelle Bereich wird dadurch blockiert. (Unter funktioneller Bereich verstehen wir den Bereich unserer Organe, Organenergien und Meridiane.) In diesem Stadium geschieht noch nichts. Erst wenn sich dieser Vorgang mehrfach ereignet, kommt es zur Manifestation der Blockade.

Der Körper wird auf gewisse Stoffe empfindlich. Wenn die Schwelle der Empfindlichkeit überschritten ist, folgt eine allergische Reaktion.

Auf der ersten Stufe der Allergie ist häufig eine Beeinträchtigung der Atmung zu beobachten. Folge davon sind verschiedene Imbalancen im Energiesystem. Durch das hinzukommende Nebennieren-Syndrom und den verlangsamten Fluß der Rückenmarksflüssigkeit wird das Immunsystem noch weiter geschwächt (s. das entsprechende Kapitel), und irgendwann taucht die Allergie sicht- und spürbar auf. Wie wir gehört haben, reagiert der Körper jetzt mit einer übermäßigen Reaktion auf normalerweise verträgliche Stoffe. Dieser Prozeß braucht eine gewisse Zeit. Imbalancen im funktionellen Bereich sind zuerst da, aber es kann Jahrzehnte dauern, bis sich eine Allergie zeigt.

Auf dem Wege dieser verschiedenen Stufen geschehen natürlich noch andere Dinge. Wenn sich eine Imbalance im energetischen Haushalt verdichtet, äußert sich das durch bestimmte Verhaltensweisen, Müdigkeit, Wetterfühligkeit und Atembeschwerden. Bestimmte Dinge, die man immer mochte, will man plötzlich nicht mehr.

Phobien, schlechte Träume und Infektanfälligkeiten sind ebenfalls Anzeichen für Störungen im funktionellen Bereich. Wenn der funktionelle Bereich nicht in der Balance ist, neigen wir schnell zu Krankheiten. Es kann aber auch sein, daß praktisch über Nacht etwas passiert.

Ein Patient kommt zum Arzt und sagt: »Herr Doktor, seit Jahrzehnten bin ich der gesündeste Mensch überhaupt, und seit gestern habe ich alles auf einmal.« Es kann sein, daß plötzlich ein Allergieschub auftritt, den wir noch nie vorher erlebt haben. Wir essen auswärts oder wir sind im Urlaub und nehmen irgendetwas, z. B., Wein zu uns. Plötzlich gibt es eine Allergie, die über Stunden oder Tage dauert. Dann ist sie für Jahre weg, taucht vielleicht nicht mehr auf oder kommt erst nach Jahren wieder.

Eine Allergie kann auch schubweise auftreten. Nach dem Allergieschub ist Wochen und Monate Ruhe, dann kommt der nächste Schub. Ärztlicherseits ist aber keine permanente Allergie nachzuweisen.

Wenn eine Allergie nachgewiesen werden kann, hat sie bereits vom Körper Besitz ergriffen. Man weist heute genau im einzelnen nach, welche Pollen und welche Art von Milben, Pilzen oder Mikroorganismen eine Allergie auslösen. Es ist eine generelle Frage des schwachen Immunsystems, und es ist auch **immer** eine Störung im funktionellen Bereich.

Die Störung des funktionellen Bereichs geht mit ganz bestimmten kinesiologisch nachweisbaren Kriterien einher:

1. Es wird immer eine Imbalance im Atemgeschehen (Atemreflex) geben.
2. Der Fluß der CSF ist verlangsamt.
3. Es wird immer Unausgewogenheiten in der Wirbelsäule geben.
4. Fehlende Integration der beiden Gehirnhälften.
5. Fehlende Herz-Integration.

Zu diesen allgemeinen Kriterien kommen noch andere hinzu, die aber von Person zu Person verschieden sind. So haben etwa 92% der Bevölkerung Pilze im Darm, die das Gleichgewicht in der Darmflora ganz erheblich stören können und die Neigung zu Allergien erhöhen. Historisch betrachtet gibt es sehr anschauliche Zahlen: 1930 waren 1% der Bevölkerung Allergiker, zur Zeit sind es 40%, und die Prognose für das Jahr 2000 sind 100%!!

Wir müssen also den Allergien, soweit sie nicht oder nur begrenzt heilbar sind, Rechnung tragen. Das wiederum bedeutet, daß die Nahrungsmittel, die Kunst, die Musik, die Kleidung, die Farben und überhaupt alles, was in unserer Umwelt besteht, den Allergien der Konsumenten entsprechen müssen. Auch **alles, was entsteht, muß dem Energiebild des Allergikers angeglichen sein!**

Die Meinung einer Schulleiterin: »Es wird von Jahr zu Jahr mit den Kindern schlimmer« unterstreicht das obige Bild. Den Pädagogen sind Lernschwierigkeiten, Lernauffälligkeit, langsames Lernen und Übermotorik nur allzugut bekannt.

Es gibt eine Aussage, die bestimmt jeder schon im Bekanntenkreis gehört hat: »Was ihr da immer redet über die Esserei und die Allergien! Damit habe ich überhaupt keine Probleme.

Alles, was mir schmeckt, esse ich! Alles, was mir schmeckt, bekommt meinem Körper!« Wenn wir diese Aussage hören, haben wir es sehr häufig mit einem hochgradigen Allergiker zu tun. Es ist interessant zu beobachten, was die betreffende Person alles ißt. Vielfach zeigt sich dann, daß es nur ganz spezielle Dinge sind. Aber wenn wir nur eine Komponente aus der täglichen Nahrung entfernen, dann aufgepaßt! Es wird meistens eine sehr laute Reaktion der betroffenen Person geben!

Allergien engen unseren Blickwinkel ein. Das gilt in erster Linie im Hinblick auf die Ernährung. Die typische Frage lautet dann: »Wovon soll ich mich dann überhaupt noch ernähren?« Wenn wir eine energetische Allergie haben, wählen wir genau **das** aus, was unsere Allergie benötigt. **Ein Allergiker ernährt die Allergie, nicht den Körper!** Beobachten wir uns doch selbst einmal.

Allergien im funktionellen Bereich unserer Energie begleiten uns das ganze Jahr

Es beginnt mit der **Frühjahrsmüdigkeit**. Im Frühling kommen die ersten **Pollen-Allergien**. Im Sommer wird daraus die **Sonnen-Allergie**. Im Herbst kommen durch Wetterumstellung die ersten **Schnupfen-** und **Husteninfekte**. Dann haben wir die **Grippe**. Es gibt die **Vorweihnachts-Grippe**, die **Nachweihnachts-Grippe**, und dann geht es wieder von vorne los mit der **Frühjahrsmüdigkeit** usw.

So wandern wir friedlich mit den verschiedenen Allergien durch die einzelnen Jahreszeiten.

3. Ernährung in der Diskussion

Wie entsteht die Zusammenstellung unserer Ernährung?

Die Lebensmittel werden von Chemikern auf ihren Gehalt an Inhaltsstoffen hin analysiert. Diese Analyse wird dann Ernährungswissenschaftlern vorgelegt. Aufgrund der ihnen vorliegenden chemischen Analyse sprechen sie eine Empfehlung aus über eine sinnvolle Zusammensetzung der täglichen Ernährung. Der Aspekt der Allergielehre bleibt dabei leider vielfach unberücksichtigt. Warum?

Die ärztlich feststellbaren Allergien beziehen sich immer auf ganz spezifische Dinge – z. B. verschiedene Pollen, Tierhaare, Hausstaub, Schimmel und natürlich auch Lebensmittel.

Wenn ein Organismus auf ein bestimmtes Lebensmittel sensibel geworden ist, dann ist die Krankheit (die Allergie) bereits eingetreten.

Verschiedene Nahrungsmittel sind geradezu prädestiniert, Allergien auszulösen. Das ist teilweise auch bereits bekannt. Es geht darum, daß wir schon im Vorfeld versteckten Allergien vorbeugen. Wir können davon ausgehen, daß unsere Meridiane nie ganz optimal funktionieren. Vom energetischen Standpunkt aus betrachtet, ist oft auch das Immunsystem nicht ganz in der Balance. Aus diesen Gründen sollten wir darauf achten, daß wir auch den versteckten Allergien schon im Vorfeld entgegentreten. Wenn also unser Meridiansystem nicht in der Balance ist, und es kommt eine Allergie dazu, dann ist es schwierig, den Körper wieder in die Balance zu bringen.

Die Diskussion über die Ernährung aus der Sicht der Allergielehre

Diskussionen über die Ernährung werden oft unter dem Blickpunkt der Vitamine, Mineralien, Kalorien, Eiweiß-, Kohlenhydrate- und Fettanteile, Bio und nicht Bio usw. geführt.

Leider wird jedoch der allergologische Standpunkt auch hier viel zu selten mitberücksichtigt. Wir hören und lesen wenig über die Süchte und Verhaltensmuster, die bestimmte Nahrungsmittel in uns hervorrufen. Ich will hier nicht nur das Augenmerk auf die ärztlich festgestellten Allergien richten, sondern auf die große Dunkelziffer der sogenannten »versteckten Allergien«. Sie verursachen Störungen im funktionellen, energetischen Bereich und rufen die später beschriebenen Imbalancen hervor.

Für die Zukunft wird es wichtig sein, mit der richtigen Ernährung bereits prophylaktisch auf unsere Gesundheit einzuwirken. Präventive Strategien werden gebraucht, wenn uns die schon sichtbare Allergiewelle nicht überrollen soll. Stärkung des Immunsystems bedeutet dabei nicht nur Stärkung der Gesundheit! Wir werden so auch streßstabiler und konfrontationsfähiger. Wenn sich unsere Ernährung balanciert, können wir ruhiger unseren Alltag bewältigen.

Wer wenig Energie hat, muß auf alles reagieren. Wer viel Energie hat, kann sich erlauben, einen ruhigen Standpunkt einzunehmen. Er handelt aus der Ruhe heraus. Er kann abwarten und sich in Geduld üben. Er muß sich nicht mit den Aktionen seiner Umwelt stressen, weil er den Situationen gewachsen ist. Das erreichen wir, wenn wir uns im Sinne der Allergologie in Übereinstimmung mit unserer Energie und der prophylaktischen Medizin richtig ernähren.

Der Allergiker liebt seine Allergene!

Liebe Leserin, lieber Leser – bitte keinen Widerspruch! Beobachten wir uns zuerst selbst! Die Dinge, die unserer Energie am wenigsten zuträglich sind, brauchen wir in Streßsituationen am meisten.

Am besten können wir das feststellen, wenn wir beobachten, wie wir im Laufe des Tages unseren Arbeits- und Freizeitstreß bewältigen. Haben wir Streß bei der Arbeit, denken wir an ein gemütliches Kaffee- und Kuchenstündchen nach Feierabend. Kaum hat der Chef das Zimmer verlassen, trösten wir uns mit einem Schokoladeriegel und kommen wieder ins seelische Gleichgewicht. An anderer Stelle gab es eine unangenehme Konfrontation – wir suchen uns eine ruhige Ecke und rauchen gemütlich eine Zigarette zur »Entspannung«. All diese Dinge sind Allergene für uns, und wir haben sie sehr gerne. Doch nun wieder zurück zur Nahrung.

Ich weiß aus langjähriger Erfahrung, daß sich beim Thema Ernährung die Diskussionspartner gar nicht erst ausreden lassen. Bei allem, was wir verändern wollen, gibt es Emotionen. Wenn ich jemandem den Vorschlag mache, die Ernährungsgewohnheiten zu ändern, hört er erst gar nicht richtig hin. Es werden sofort Gegenargumente gesammelt und wie Munition auf den Diskussionspartner geschossen. Die tausend Wenn und Aber zeigen uns, daß wir an unserer Imbalance hängen und sie uns lieb geworden ist. So fällt es dann natürlich schwer, Veränderungen freudig zu begrüßen.

Wir sollen wache Beobachter unserer selbst werden und ganz genau erkennen, wann wir **reagieren**. Denn auf alles zu reagieren, kostet viel Energie. Wer außen viele Dinge braucht, hat sein Innenleben wenig in der Balance. Reich sein im Inneren heißt frei sein. Reich sein heißt, daß ich nur wenige Dinge brauche und mit diesen wenigen Dingen gut umzugehen weiß. Reich sein heißt, mit dem Wenigen, das ich habe, glücklich zu sein.

Innere Freiheit und innerer Reichtum ist, auf viele Dinge verzichten zu können!

Warum kinesiologische Ernährung?

Durch das natürliche Zusammenspiel der Organe und Meridiane entsteht die innere Uhr. Wenn wir die Organ-Uhr betrachten, so ergibt sich, daß unser Körper am Vormittag auf Ausscheidung eingestellt ist und nicht auf Nahrungsaufnahme. Wir müssen uns immer vor Augen halten, daß Nahrung im Körper zuerst einmal Energieverlust verursacht. Die Nahrung verbraucht zunächst Energie, weil sie verarbeitet werden muß. Die Energie aus der Nahrung selbst steht uns erst viele Stunden später zur Verfügung.

Dazu kommen noch die modernen Essensgewohnheiten. Sicher lebt wohl kaum einer so extrem wie in der folgenden Schilderung beschrieben. Die Grundtendenz dürfte jedoch für weite Bevölkerungskreise zutreffen. Sehen wir uns einmal ein typisches Frühstück an: Es besteht aus Kakao, Kaffee oder Tee mit Milch. Dazu kommt vorneweg das Müsli, weil's ja so gesund ist. Es besteht aus Haferflocken, Rosinen, Nüssen und klein geriebenen Äpfeln. Vermengt wird es mit Milch, vielleicht auch mit Honig oder gar mit Zucker. Joghurt darf nicht fehlen, weil's auch so gesund ist. Nach der »gesunden Pflichtrunde« kommt der Gang mit Ei, Brot, Butter, Wurst, Käse und Marmelade.

Nun stelle ich an Sie die Frage: »Wie kann unser Körper je in der Lage sein, dieses Angebot eines halben Supermarktes so zu verdauen, daß ihm das alles gut bekommt und daß er auch aus der Nahrung die Energie so erhält, daß wir gestärkt und streßfrei, kreativ und mühelos durch den Tag kommen, uns wohl fühlen und gesund bleiben? Haben Sie eine Idee?«

Da, wie an der Organ-Uhr ablesbar, nur bestimmte Energien zu bestimmten Zeiten aktiv sind, können wir eben nicht immer und zu jeder Zeit alles essen.

Ähnliches gilt auch für die Ernährung zu den verschiedenen Jahreszeiten. Früher hatten wir das zu essen, was die Jahreszeiten boten. Durch unsere Tiefkühlketten und schnelleren Verkehrswege können wir jederzeit alles aus allen Jahreszeiten essen. Seit Jahren hält der Trend an, daß wir vieles, was früher nur zu bestimmten Jahreszeiten verfügbar war, das ganze Jahr über essen können. Dazu kommen dann noch mehr und mehr Lebensmittel aus aller Welt.

Ein bekanntes Beispiel hierfür ist die Kiwi, die es erst seit ca. 10 Jahren bei uns gibt. In Neuseeland, wo die Frucht herkommt, wird sie gar nicht gegessen! Die Ernährungswissenschaftler preisen ihren hohen Vitamin-C-Gehalt. Aber kein Mensch schreibt etwas über die allergieauslösende Wirkung der Kiwi! Da wir nur die Vitamin-C-Geschichte kennen, ist die Nachfrage der Frucht gesichert. Der Export funktioniert, und die Kiwi wird dadurch immer billiger. Durch den günstigen Preis werden wir animiert, mehr Kiwis zu kaufen und, schlimmer noch, mehr davon zu essen. Der Vitamin-C-Gehalt der Kiwi steht in keinem Verhältnis zu der Allergie, die sie in uns auszulösen vermag.

Wenn wir auf unsere Organe Rücksicht nehmen wollen, sollten wir uns also organ-energetisch richtig ernähren. Wir müssen dazu stets bedenken, daß auch das Zusammenspiel unserer Organe untereinander Harmonie braucht.

4. Versteckte Allergien

Jeder hat eine Schwäche für seine eigenen Fehler

Dieser schöne Spruch ist eine gute Charakterisierung einer versteckten Allergie. Ich habe vorher schon darauf hingewiesen, daß Allergien Fundamente legen für alle möglichen Imbalancen. Uns ist klar, wenn unser Immunsystem schwach ist, neigen wir zu Infekten. Allergien sind mit verschiedenen emotionalen Imbalancen verbunden, aber auch mit Phobien und Süchten.

Im feinenergetischen Bereich lösen versteckte Allergien Träume aus. Leider nicht immer die besten.

Es sollte deutlich geworden sein, daß versteckte Allergien, also Störungen im funktionellen Bereich, bei allen Krankheiten eine sehr große Rolle spielen. Ich habe immer wieder festgestellt, wenn man den funktionellen Bereich in die Balance bekommt, zeigen sich selbst unheilbare Krankheiten nicht von ihrer schlimmsten Seite.

Eigenverantwortung – ein wichtiger Punkt

Jeder Mensch kann die Selbstheilkräfte des Körpers unterstützen. Er muß jedoch Eigenverantwortung übernehmen. Der Rat des Arztes auf die Frage: »Was kann ich denn tun, Herr Doktor?« sollte auch befolgt werden. Wenn jedem von uns bewußt wird, daß die Nahrungsaufnahme der Einnahme von Medikamenten gleichkommt, haben wir schon viel begriffen. Das Essen ist ein Medikament zur Erhaltung und zum Aufbau unserer Energien und des funktionellen Bereiches ganz allgemein. Unser Körper ist ein autonomes, sich selbst balancierendes Überlebenssystem. Es ist deshalb von großem Nutzen für alle, wenn sie die Selbstheilungskräfte und das Selbstheilungsbestreben des Körpers wirkungsvoll unterstützen.

Ein Beispiel: Viele empfinden schon alleine bei dem Gedanken an einen Zahnarztbesuch Streß. Wenn zu diesem Gedanken nun die Praxis kommt, beispielsweise ein Zahn gebohrt oder gezogen werden muß, ist der Streß noch höher und sind die Schmerzen noch größer. Es ist ganz klar, daß der emotionale Streß und auch die Schmerzen viel geringer sind, wenn unsere Körperenergien balanciert sind.

Auch operative Eingriffe verlaufen meist wesentlich besser, wenn der Körper seine Selbstheilungskräfte voll einsetzen kann. Ist die emotionale Belastung vor der Operation geringer oder sogar überhaupt nicht gegeben, kommt es während des Eingriffes kaum noch zu Komplikationen wie Kreislaufschwäche oder starken Blutungen. Nach der Operation sind wir in wesentlich kürzerer Zeit wieder auf den Beinen, als das im »Normalfall« möglich wäre.

Sie sehen schon, bei allem, was wir im Gesundheits- oder Krankheitsbereich tun, spielt die energetische Vorbehandlung eine große Rolle. Die Balance der verstecken Allergien steht dabei an erster Stelle.

Zwei wichtige Grundsätze, versteckten Allergien vorzubeugen

Es gibt zwei übergeordnete Regeln. Die erste Regel lautet: **Nichts Haltbargemachtes essen.**
Unter haltbargemacht verstehen wir eingezuckert, eingesalzen und getrocknet. Also so etwas wie Matjesheringe sind nicht zu empfehlen. Auch alle **Trockenfrüchte** und allen voran die Rosinen. Was die Allergien betrifft, haben Weintrauben generell eine schlechte Schwingung. Wenn sie getrocknet sind, wird die Schwingung auf keinen Fall besser.
Auf getrocknete Früchten befinden sich sogenannte »Conidien«. Aus diesen Zellen entstehen Sproßpilze, die wir in unserem Körper absolut nicht gebrauchen können. Zu Getrocknetem zählen natürlich auch Nüsse.
Die zweite wichtige Ernährungsregel besagt, daß wir **nichts mehr Frisches nach 14.00 Uhr essen sollten.** Diese Uhrzeit gilt für **Gesunde!** Der Körper kann Rohes nachmittags nicht mehr verdauen, weil die zur Verdauung von Rohkost notwendigen Enzyme nach 14.00 Uhr vom Körper nicht mehr gebildet werden. Wird dennoch Rohkost gegessen, so kommt es zu inneren Gärprozessen. Durch die alkoholische Gärung entstehen Methan und Äthan. Durch die Oxydation bildet sich daraus Formaldehyd und Acetaldehyd. Das Acetaldehyd kann im Gehirn das Corpus callosum empfindlich stören. Das Corpus callosum sind Nervenfasern, die unsere beiden Gehirnhälften miteinander verbinden. Wenn das Corpus callosum energetisch blockiert ist, fehlt uns die Gehirn-Integration. Durch fehlende Gehirn-Integration gibt es Schwierigkeiten, die sich im Physischen wie Symptome von Legasthenie ausdrücken. Natürlich gibt es auch Schwierigkeiten, ganzheitliche Gesundheit zu leben.
Leute, die Allergien haben, müßten austesten, ob sie Frisches

überhaupt vertragen. Wenn ja, kann es sein, daß sie schon ab 10.00 Uhr nichts mehr Rohes essen dürfen. Daher sollte auch in diesem Fall die Zeit immer mitberücksichtigt werden.

Frischkost-Liebhaber

In diesem Zusammenhang noch einige Anmerkungen zu den Liebhabern von Rohkost. Sie essen nur Frisches und lehnen grundsätzlich alles Gekochte oder Gedünstete ab. Sie meinen, alles, was erhitzt wurde, sei totgekocht und daher ungesund. In der Schulmedizin ist bekannt, daß Rohköstler bei verschiedenen Tests schlechte Leberwerte aufwiesen, die denen von Alkoholikern ähnlich sind. Der Abbau der Stoffwechselprodukte, die bei der alkoholischen Gärung entstehen, können u. a. zu einer permanenten Desintegration des Gehirns führen. Die chronische Desintegration des Gehirns läßt Menschen nicht selten zu fanatischen Vertretern ihrer Ernährungsrichtung werden. Die Auswirkungen der versteckten Allergien machen sich durch Nichtakzeptanz irgendeiner anderen Ernährungsform bemerkbar.
Die energetische Komponente bei alkoholischer Gärung im Körper zeigt uns oftmals eine fehlende emotionale Belastbarkeit. Vielen ist es nicht möglich, emotional ruhig und locker zu bleiben, wenn es um Essensdinge geht. Wir sollten einmal auf solche Situationen achten. Das gibt uns einen wichtigen Hinweis darauf, wie sich Nahrung auch im emotionalen Bereich auswirken kann.

Ein Vortragserlebnis: Ernährung und Allergien

Ich denke oft an meinen ersten Allergie- und Ernährungsvortrag vor einigen Jahren in Wien. Was ich zu sagen hatte, erhitzte viele Gemüter. Der Vortrag wurde schnell zu einer Diskussion. Als ich um Mitternacht das »Fest der sich überschlagenden Emotionen« beendete, sagte eine Frau aus dem Publikum folgendes: »Ich habe den Eindruck, daß **Sie** frei von Allergien sind, denn ein ›normaler Mensch‹ hätte diesen Haufen hier nicht fünf Stunden lang ausgehalten.« Wenn wir erkennen, daß durch die Ernährung funktionell Bereiche gestört werden und somit versteckte Allergien auftreten, erkennen wir gleichzeitig, warum Menschen so sind, wie sie sind. Haben wir das begriffen, können wir Abstand halten und verwickeln uns nicht mit den Emotionen anderer Menschen. Wenn wir in solchen Situationen in der Balance bleiben können, balancieren wir auch unsere Umgebung. Ein Mensch in der Balance kann seine **Emotionen leben**. Ist er nicht in der Balance, wird er laufend von seinen Emotionen **überwältigt**. Er ist nicht in der Lage, das Steuer zu führen.

Uns muß immer bewußt sein, daß das Wichtigste nicht das Essen, sondern der physiologische Ablauf in unserem Körper ist. Das beginnt bei der richtigen Atmung, denn sie schafft ausreichend Sauerstoff heran für die Verbrennungsprozesse im Körper. Ist die Sauerstoffaufnahme beeinträchtigt, etwa durch Kurz- oder Fehlatmung, so ist die Resorption der Nährstoffe nicht hinlänglich gewährleistet, und wir erhalten zu wenig Energie aus der Nahrung.

5. Weitere Betrachtungen

Organe und Emotionen

Der chinesischen Medizin zufolge entstehen die Emotionen in den Organen. Auch im Volksmund ist dies bekannt. Es gibt die Redewendung: »Mir steigt die Galle hoch«, wenn man sich ärgert, oder »Mir ist eine Laus über die Leber gelaufen«. Durch energetische Blockaden in den Organen entstehen Emotionen, die über die Meridiane zu unserem Gehirn transportiert werden. Dort sammeln sie sich und finden ihren Ausdruck. Wenn wir den physiologischen Ablauf unserer Organe ins Gleichgewicht bringen, balancieren sich die Meridiane und somit auch die Emotionen.

Es ist eine Binsenweisheit, daß uns Emotionen nur überwältigen können, wenn in uns etwas nicht in der Balance ist. Wenn ein anderer durch Worte und Bemerkungen eine Schwingung in mir erzeugen kann, so daß ich mich getroffen fühle und aggressiv reagieren »muß«, dann fehlt mir etwas.

Wenn ich reagieren muß auf das, was mir im täglichen Umgang mit anderen passiert, heißt das nur, daß etwas in mir aus der Balance ist. Denn die Umstände, die ich draußen erlebe, sind nichts anderes als eine Metapher für das, was in mir nicht in der Balance ist. Das beste wäre, ruhig zu halten, nach innen zu schauen und herauszufinden, warum ich auf eine Aktion von außen reagieren »muß«.

Wenn wir über Sucht sprechen, müssen wir uns zu Beginn
ihre verschiedenen Aspekte vor Augen führen:

1. Gruppe: Essen
2. Gruppe: Süßes, Zigaretten, Alkohol
3. Gruppe: Tabletten – rezeptfrei
4. Gruppe: Medikamente der Gruppe Tranquilizer, etc.
   Das meiste davon ist rezeptpflichtig.
5. Gruppe: Marihuana, Haschisch und was man sonst an
   fröhlich machenden Drogen raucht
6. Gruppe: psychedelische Drogen wie z. B. LSD
7. Gruppe: Heroin

Wir sehen, wie die Gefährlichkeit der Abhängigkeit von oben
nach unten steigt. **Aber bitte immer daran denken, die
Süchte beginnen mit dem Essen.**

Ich arbeitete über zwei Jahrzehnte an der Universität und in
großen Betrieben, dabei erlebte ich immer wieder, daß viele
Menschen nur noch sehr kurze Zeit aushalten, ohne etwas zu
essen. Hier ein »Hanuta«, dort ein »Mars« oder für die Kalorienbewußten eine Gurke, ein Salat, ein Joghurt oder was auch
immer. Um den Körper mit Ernährung zu balancieren, müssen wir uns zuerst der Eß-Sucht befreien. Viele scheitern
an diesem Prüfstein, weil sie einfach nicht die Kraft aufbringen können, um gegen diese Sucht anzugehen.

Wir dürfen dem inneren Drang nicht nachgeben, unkontrol-
liert hineinzustopfen. Wir müssen unseren inneren »Hugos«
(Do-Ri) deutlich sagen: »Ich habe gefrühstückt. Das Mittagessen ist in 5 Stunden. Dazwischen gibt es nichts mehr!«
Bestimmte Übungen (s. Übungsteil und Anhang) können uns
dabei wirkungsvoll unterstützen.

Es ist fast unmöglich für einen im Berufsleben stehenden
Menschen, *eine Stunde ohne Essen* durchzuhalten.

An meiner Arbeitsstelle, einem Labor, mußten bestimmte Arbeiten gemacht werden, die Stunden von Aufmerksamkeit erforderten. Vorher mußte klargestellt werden, daß genügend getrunken wurde, daß die Mitarbeiter auf der Toilette waren und daß das letzte »Hanuta« gegessen wurde. Erst nach diesem Aufwand an Vorbereitungen konnte man zwei Stunden hintereinander arbeiten. Das ist besonders wichtig, wenn man in einem Sterilbereich arbeitet. Es war immer schwierig, Leute dafür zu bekommen, selbst die besonders Kalorienbewußten haben ständig etwas gekaut.

Ganz schlimm ist es im Bürobereich! Der halbe Schreibtisch enthält Appetithäppchen und andere Lebensversüßer. Es beginnt damit, daß man im Büro rauchen kann. Langsam gibt es immer mehr Nichtraucherbüros, weil die Menschen unter ihren rauchenden Kollegen wirklich stark zu leiden haben. Der Konsum beginnt mit Rauchen und Kaffeetrinken. Die vielen kleinen Appetithappen, Süßigkeiten, Riegel und Joghurt werden in kurzen Abständen in den Mund geschoben. Jeder schaut dem anderen auf die Finger, was er gerade ißt. Dies führt zu Diskussionen, die teilweise sehr heiß werden. Diese Situation trägt in keiner Weise zur inneren Balance bei. Im Gegenteil! Sie schädigt die Energie im funktionellen Bereich, und der Appetit nimmt zu!

In den USA ist das Essen von Hamburgern nach wie vor sehr populär. Wie lange hält die Sättigung durch einen Hamburger an? 1–2 Stunden höchstens! Dann muß der nächste Hamburger her. Weil man ihn nicht immer so hinunterschlucken kann, wird Cola dazu getrunken oder irgendein anderes nettes, »süßes« Getränk. Die Hamburger-Ketten blühen, es werden pro Jahr Milliarden von diesen Burgern verkauft. Alleine bei McDonald's betrug der Verkauf 45 Milliarden Stück Hamburger im letzten Jahr.

Medikamente

Bei der Einteilung der Süchte finden wir in der 3. Gruppe Tabletten, die man rezeptfrei kaufen kann. Darunter fallen auch einige Schmerzmittel. Es sollte zu denken geben, daß es Menschen gibt, die pro Woche sogar die Großpackung zu 150 Stück brauchen. In der 4. Gruppe der Süchte sind Medikamente, die rezeptpflichtig sind. Hierzu zählen Schmerzmittel, Beruhigungs-Pharmaka, Tranquilizer, etc. Nicht selten läßt sich beobachten, daß Leute an ihrer Krankheit festhalten, nur damit sie ihr Medikament verschrieben bekommen. Wenn sie es einnehmen, kommen sie in gewisse Rauschzustände. Dann fühlen sie sich so, wie sie meinen, daß sie sich »gut« fühlen.

Freiheit und Abhängigkeit

Die Sucht, ständig essen zu müssen, bringt natürlich eine große Abhängigkeit mit sich. Wir sollten immer darauf bedacht sein, daß wir unabhängig sind. Dazu müssen wir selbstverantwortlich werden. **Innerer Reichtum offenbart sich durch die Dinge, die wir NICHT brauchen.** Durch die Eßsucht bringen wir unseren Körper ständig aus der Balance, weil er sich gegen die unkontrollierte Nahrungsaufnahme wehren muß. Was wir hineinstopfen, will er gar nicht. Es kostet ihn ständig Energie! Darüber hinaus halten wir uns meistens nicht an einen physiologischen Ablauf. Vielen sind die Organ-Uhr und die verschiedenen Zeiten der Organ-Energien gar nicht bekannt. Wer die Organ-Uhr nicht kennt, sollte zumindest ein Gefühl für seinen Körper haben. Doch auch das ging oft verloren.

Da die Organ-Energien einen festgelegten Verlauf im Körper haben, können sich Imbalancen in den Organ-Energien manchmal sehr deutlich zeigen. Wir bekommen einen linienförmigen Ausschlag, meistens auf bestimmten Zonen der Hautoberfläche. Wenn sich so eine Linie zeigt, ist der betreffende Meridian schon länger aus der Balance. Er versucht, sich selbst zu helfen und über den Ausschlag zu entgiften, um wieder in seine Balance zu kommen.

Somit entstehen genau da, wo der Meridianverlauf ist, Hautreaktionen.

Nebennieren

Die Nebennieren befinden sich direkt oberhalb der Nieren. In den Nebennieren wird die überschüssige Energie gespeichert, die uns im Katastrophenfall zur Verfügung steht, um uns retten zu können. Wir müssen wissen, daß unsere tägliche Nahrung Stimulanzien und Suchterzeugnisse enthält, die gerade diese Nebennieren aus der Balance bringen. Vor allen Dingen Süßigkeiten, Alkohol, Zigaretten, Kaffee und schwarzer Tee zählen zu den Störfaktoren. Wenn wir ständig von diesen Dingen leben, sind wir auf dem besten Weg, ein **Nebennieren-Syndrom** zu bekommen.

Ich will durch eine kleine Geschichte die Entstehung der überschüssigen Energie in den Nebennieren und ihre Wirkung beschreiben.

Wir stellen uns vor, wir haben eine sehr, sehr wichtige Arbeit zu erledigen. Der Chef fordert uns zum totalen Durchhalten auf. Da ist ein Projekt, das in 10 Tagen fertig sein muß. Er verspricht uns eine Prämie und zusätzlich 3 Wochen Extraurlaub. Aber vorher müssen wir die 10 Tage abspulen. Feierabend gibt es nicht, Pausen nur noch geringfügig und wenig Schlaf.

Wir richten unser Leben also entsprechend ein. Es besteht nur noch aus Arbeit, essen und schlafen. Wir halten diese 10 Tage durch. Das Projekt ist fertig, und wir sind es im wahrsten Sinne des Wortes auch. Wir gehen nach Hause und fallen todmüde ins Bett. Eine halbe Stunde später kommt jemand, rüttelt an unserem Bett und ruft: »Du mußt sofort raus, das Haus brennt!« Wir springen auf, sind noch in der Lage, wichtige Wertgegenstände an uns zu nehmen, ziehen uns notdürftig an und fliehen aus dem brennenden Haus. Kaum sind wir in Sicherheit, geben wir den Feuerwehrleuten gute Tips, wie sie am besten löschen können. Wir greifen selbst ein und helfen noch, andere Bewohner zu retten. Wir sind stundenlang helfend tätig, wir sind unermüdlich. Unsere Energie scheint unverwüstlich zu sein.

Woher kommt so plötzlich das große Energie-Potential? Es kommt aus den Nebennieren und rettete uns aus dieser Katastrophe.

Wenn wir laufend unsere Nebennieren aus der Balance bringen, lebt der Körper ständig den Katastropheneinsatz. Tritt eine Katastrophe tatsächlich ein, ist keine Energie mehr da, um uns zu retten.

Was passiert denn, wenn Leute längere Zeit nicht geraucht haben oder wenn sie längere Zeit nichts Süßes mehr aßen? Was geschieht, wenn die Kaffeepause schon längst fällig wäre? Wenn der Nachschub dieser Stimulanzien längere Zeit ausbleibt, kommt Streß im Körper auf. Leute werden übermotorisch, fahrig, müde, unkonzentriert und depressiv. Dann heißt es: »Ach, heute war ja wieder ein Scheiß-Tag in der Firma.« Weil der andere auch zufällig nichts Süßes hatte oder unsere Marke nicht raucht. Besonders betroffen sind die Büro-Angestellten. Ständig wird etwas gekaut, an der Kaffeetasse genippt oder Rauch in die Luft geblasen.

Da sich die Nebennieren in der Nähe des Herzens befinden, wird durch die heiße Energie der Nebennieren das Herz noch mehr angeheizt. Das beeinflußt auch die Integration des Herzens. Wenn das Herz nicht integriert ist, kommt es zu versteckten Allergien. Dazu kommt, daß die Energie der Nebennieren dem elften Brustwirbel, dem sogenannten T 11, zugeordnet ist. Bei Leuten, die viel Süßes essen, steht dieser Wirbel etwas nach außen, es können Rückenbeschwerden entstehen. Wenn man die Nebennieren in die Balance bringt, kommen die Wirbel wieder in die ursprüngliche, natürliche Stellung.

Die Nebennieren reagieren in allen Streßsituationen. Das können Aufregungen, die Einwirkung extremer Temperaturen, Schmerzen oder auch niedrige Blutzuckerwerte sein. Alle diese Situationen regen den Hypothalamus über das sympathische Nervensystem an.

Die Nebennieren sind mit dem sympathischen Nervensystem verbunden. Das ist ein ganz wichtiger Aspekt, denn die Nebennieren regeln auch die Ausschüttung von **Adrenalin**.

Dieses Hormon regelt den Kampf-Flucht-Mechanismus im Körper. In extremen Situationen, wo wir nicht mehr denken, sondern nur noch reagieren können, wird dieses Reflexsystem in uns wirksam.

Adrenalin und **Noradrenalin** bereiten also den Körper auf Kampf oder Flucht vor. Sie regeln dadurch den Blutdruck, das Herzschlagvolumen, den Puls und die Atmung. Der Glukosespiegel, der Fettsäurenstoffwechsel und die muskuläre Aktivität erhöhen sich, während die Blutversorgung im Darm und in der Haut vermindert wird. Sind die Nebennieren nicht in der Balance, können wir uns in Gefahrensituationen nicht mehr bewußt für Kampf und Flucht entscheiden. Wir sind vor Schreck wie gelähmt, unsere Reflexe sind eingeschränkt, und richtige Reaktionen sind schwer möglich. Die Katastrophe um uns herum nimmt ihren Lauf, wir können uns nicht mehr selbst retten. Wir reagieren mit Panik und bringen dadurch noch andere Leute in Gefahr.

Bei bestimmten Berufen, wo es darauf ankommt, wach zu sein, nützen Kaffee, Zigaretten und Süßigkeiten kaum noch etwas. Wenn der Körper durch Wachsein so gefordert wird, verlangt er trotz aller Aufputschmittel sein Recht. Das kann so weit gehen, daß Halluzinationen auftauchen. Halluzinationen haben hier den einen Zweck, den Menschen zu schützen. Der Körper zwingt uns also durch eine Halluzination zur Ruhe.

Zu diesem Thema nun ein Beispiel: Wenn LKW-Fernfahrer Fahrten in ferne Länder unternehmen, gilt für sie das Motto: Zeit ist Geld. Mit allen möglichen Tricks halten sie sich nach stundenlanger Fahrt wach. Aber plötzlich hilft alles nichts – der Körper fordert seine Ruhe.

Der Fahrer lenkt sein Fahrzeug an den Straßenrand und weiß genau, daß er mindestens 4–5 Stunden schläft, wenn er in seine Koje kriecht. Wie gesagt – Zeit ist Geld für ihn.

Der Wecker für Fernfahrer bei Kurzschlaf sieht folgendermaßen aus: Ein Kopfkissen wird auf das Lenkrad gelegt, der Kopf aufs Kissen, und die Arme hängen seitlich zum Boden. Innerhalb einer Stunde ist der Blutstau in den Händen so schmerzhaft, daß der Fahrer unweigerlich aufwacht.

Fazit: Wenn alle Stimulanzien nichts mehr helfen und die Nebennieren bereits völlig energielos sind, greifen »gescheite« Leute zu solchen Mitteln. Da stellt sich nur noch die Frage, wie gescheit sind sie wirklich? Wie lange hält der Körper diese Tortur aus?

Rückenmarksflüssigkeit

Die Rückenmarksflüssigkeit, auch Cerebrospinalflüssigkeit oder CSF genannt, fließt zwischen dem Steißbein und dem Hinterhauptsbein in der harten Hirnhaut (Dura mater). Es gibt Pumpsysteme im Schädel- und Beckenbereich. Sie sorgen für den freien Fluß der Rückenmarksflüssigkeit. Der freie Fluß der Rückenmarksflüssigkeit unterstützt unser Denken, unser Gedächtnis, unsere Lernfähigkeit. Ein verlangsamter Fluß bringt sehr viele unerwünschte Phänomene mit sich. Unter anderem fallen uns alle Arbeiten, die Denken voraussetzen, sehr schwer.

Wenn wir den zunehmenden Zuckerkonsum allgemein und den Zuckerkonsum unserer Schulkinder im speziellen beobachten und dabei daran denken, was der Körper alles verarbeiten muß, welche ungeheure Arbeit das Blut leisten muß, müssen wir klar sehen, daß der zunehmende Zuckerkonsum auch Nebennierensyndrome hervorruft. Dann wissen wir, woher diese Übermotorik und die Lernschwäche kommen. Kinder müssen zum Lernen gezwungen werden, die Hausaufgaben dauern ewig, und die Lehrer haben ihre Not. Es spielen sich wahre Dramen in den Familien ab. Stundenlanges Pauken hilft nichts, wenn die Konzentration und die Merkfähigkeit beeinträchtigt sind. Am Tag danach passiert in der Prüfung genau an der Stelle der Fehler, die am Abend vorher wunderbar gelernt und auch begriffen wurde.

Die Imbalancen im freien Fluß der Rückenmarksflüssigkeit sind mögliche Gründe für alle diese Erscheinungen. Natürlich sind sie nicht immer der alleinige Grund für Lernschwierigkeiten. Aber wenn der funktionelle Bereich in der Wirbelsäule und in der Rückenmarksflüssigkeit balanciert ist, dann geht vieles wesentlich besser. Der freie Fluß der CSF ist also ein wichtiger Garant für eine gute Balance der Organ-Energien und somit für ein funktionierendes Immunsystem.

Das Kiefergelenk

Ein gut funktionierendes Kiefergelenk ist für eine Energiebalance unseres Körpers unerläßlich, da sehr viele Nerven durch den Bereich des Kiefergelenks zum Gehirn verlaufen. Bei einer ganzheitlichen Gesundheitsbetrachtung müssen wir deshalb auch das Kiefergelenk miteinbeziehen.

Das Kiefergelenk hat eine Beziehung zu unserem Becken. Das Becken wiederum hat eine Beziehung über die Rückenmarksflüssigkeit zum Hinterhaupt. Wenn also jemand »schief geht«, ist das Becken nicht im Gleichgewicht. Das heißt auch, daß das Kiefergelenk nicht in der Balance ist, somit auch der freie Fluß der Rückenmarksflüssigkeit gestört ist. Da viele Nerven durch das Kiefergelenk laufen, werden bereits durch die Kaubewegungen die verschiedenen Reflexe und physiologischen Abläufe im Körper durch die Funktion des Kiefergelenks geregelt und synchronisiert. Wenn also die Information durch ein schiefes Kiefergelenk »schief« an den Körper selber gegeben wird, findet eine schlechte Synchronisation statt. Über Jahrzehnte kann sich eine Unausgewogenheit im ganzen Körper bilden. Es finden sich viele Gründe, die für unseren Zustand verantwortlich sein können. Wir sagen, es liegt an der Darmflora, es liegt am Immunsystem, es liegt an verschiedenen anderen Dingen. Aber auf die Idee, daß die Imbalance vom Kiefergelenk ausgeht, kommen wir oft nicht.

Der Bereich Zähne, Kieferknochen und Kiefergelenk ist ein besonders heikler. Wenn Zähne fehlen, ist die Statik im Kieferknochen nicht mehr gegeben. Das heißt, wenn ein Zahn fehlt, stimmt die Statik auf dieser Seite nicht mehr. Dies führt zu Imbalancen im Knochen, und das wirkt sich natürlich auf das Kiefergelenk aus. Die Imbalance zwischen rechter und linker Seite wirkt sich nicht dramatisch im Sinne von starken Schmerzen aus. Da durch den Bereich des Kiefergelenks sehr viele Nerven zum Gehirn fließen, beeinträchtigt die Rechts/Links-Imbalance jedoch die energetische Versorgung des Körpers.

6. Die Wirkung der Nahrung auf unseren Körper

Erst verbraucht Essen Energie

Das Essen, das wir zu uns nehmen, benötigt zunächst Energie. Wie ich bereits zu Beginn erklärte, steht uns die Energie aus der Ernährung erst nach Stunden zur Verfügung. Also zuerst verbraucht der Körper Energie zur Verdauung, und viel, viel später steht uns die Energie der Nährstoffe aus dem Essen zur Verfügung.

Die sogenannten »leeren Kalorien«

Reiner Traubenzucker wird mit dem Argument »bringt verbrauchte Energie sofort zurück« verkauft. Traubenzucker, der zu den »leeren Kalorien« zählt, wird daher aus diesem Grund besonders Sportlern immer wieder empfohlen. Wie entsteht diese Kraft? Der Traubenzucker »reizt« die Nebennieren, die wieder einmal in Habt-acht!-Stellung stehen müssen. Die »Kraft«, die dadurch frei wird, ist aber nur eine **scheinbare** Energie-Reserve. Dieser Schein soll uns helfen, größere Leistungen zu vollbringen? Wie lange?!

Rechnung folgt

Für alles, was wir für uns und unseren Körper tun, erhalten wir eine Gutschrift. Für alles, was wir uns und unserem Körper **antun,** kommt irgendwann eine Rechnung. Da wir ständig von der Substanz leben, ist die Rechnung viel höher als die Gutschrift. Wenn beides zur selben Zeit präsentiert wird, ist auf dem Konto »Ich und mein Körper« in den meisten Fällen ein Minusstand. Eine Bezahlung ist nicht möglich. Was passiert?

Wir treten vom Gesundheitsstand in den Krankenstand!

Essen und Energie

Das Essen nimmt, das Trinken gibt Enthusiasmus. (Jean Paul)

Dieses Zitat ist bekannt, und jeder von uns hat's schon selbst einmal erlebt.

Essen braucht Energie, um:

1. verdaut
2. aufgespalten zu werden und um
3. die Nährstoffe in der Nahrung für uns nutzbar zu machen.

Wenn wir gegessen haben, vor allen Dingen nach einer mehr als üppigen Mahlzeit, geht das Blut vom Gehirn und vom Herzen zum Magen.

Der alte Spruch **»Voller Bauch studiert nicht gern«** ist allen geläufig. Wir können nicht mehr gut denken, nicht mehr richtig stehen und fühlen uns müde. Was fehlt also? Ja, genau – das **Mittagsschläfchen!** Ich brauche keinen der Leser zu fragen, welche Alternative ihm bei folgendem Spruch lieber wäre: *Nach dem Essen sollst Du ruhn oder tausend Schritte tun!*

Wir wissen aber aus der Kinesiologie, daß Gehen uns Energie gibt. Wir haben zwischen den Zehen Reflexzonen, die mit unserer Gangkoordination zusammenhängen. Diese Reflexzonen werden durch das Gehen und das Abrollen der Zehen stimuliert und balancieren den ganzen Körper. Wir sollten es vielleicht einmal umgekehrt probieren! Nicht das Mittagsschläfchen vorziehen, sondern einen Spaziergang machen! Manche Betriebe haben 45 Minuten Mittagspause. Wenn wir nicht so viel und lange essen, haben wir garantiert noch zwanzig Minuten, um 1000 Schritte zu gehen. Die Zeit ist sicher nicht das Problem. Viel eher machen uns unsere »Hugos« zu schaffen, die uns einreden, es gibt keine Zeit zum Gehen.

Besonders Gescheite lassen die Müdigkeit nach dem Essen erst gar nicht aufkommen: Sie trinken unmittelbar danach einen starken schwarzen Kaffee. Um unserem Körper das Verdauen zu erleichtern und gleichzeitig arbeitsfähig zu bleiben, sollten wir nach dem Essen **gehen**, aber in energetisch sinnvoller Weise und nicht schlendern.

Wie sieht es mit der Wachheit am Arbeitsplatz aus?

Nach der Mittagspause ist erst einmal »Verdauung« angesagt. Ab 13.30 Uhr ist ein allgemeines Tief – am meisten im Büro bemerkbar – zu verzeichnen. Zirka um 14.30 Uhr geht die Leistungskurve wieder aufwärts. Um 16.00 Uhr umhüllt uns allgemeines Wohlbefinden, das Kraft gibt, den Kaffee und Kuchen hineinzustopfen.

Wir sollten einmal über unsere Gewohnheiten nachdenken. Vielleicht gibt es tatsächlich die Möglichkeit für den einen und den anderen, in seinem gewohnten Verhalten etwas zu ändern. Wenn sich jemand selbst durch geänderte Gewohnheiten balanciert, ist das die schönste Balance, die er erleben kann. Denn eine ausgeglichene und zufriedene Umwelt ist eben nur über die eigene Balance möglich.

Prüfen Sie sich selbst

- Fühlen Sie sich in der Diskussion um Ernährung direkt betroffen?
- Sind Sie ein Verfechter einer bestimmten Ernährungsweise?
- Können Sie andere Ernährungsweisen gelten lassen (auch ohne inneren Groll)?
- Könnten Sie **sofort** alles Süße aus Ihrem Speiseplan weglassen?
- Wieso machen Sie sich gerade um die Ernährung so viele Gedanken?
- Nach dem, was Sie bereits in diesem Buch gelesen haben: Wieviel Prozent davon können Sie sich zu Herzen nehmen und tun?
- Was hält Sie ab vom Tun?
- Warum essen Sie?

Zucker

Daß übermäßiger Zuckergenuß nicht gesund ist, sagt die Volksmedizin schon seit Jahrzehnten. Was im einzelnen zuviel Zucker mit unserem Körper, mit unserer Energie und mit unseren Organen macht, ist weniger bekannt. Mittlerweile ist der Zuckerverbrauch zu einem Problem geworden. Wenn wir uns eine kleine statistische Zahl einmal verdeutlichen wollen: Im 14. Jahrhundert war der Pro-Kopf-Verbrauch an Zucker 500 g im Jahr, heute sind wir bei ca. 70 kg, und die Tendenz ist steigend.

Hier spielt, ähnlich wie im Falle der Milch, natürlich auch die Lebensmittelindustrie eine große Rolle. Zucker läßt sich sehr billig herstellen und kann sehr teuer verkauft werden. Wir müssen uns Zucker als ein Lebensmittel vorstellen, das schon vorverdaut ist. Wir sprechen bei Zucker auch von sogenannten leeren Kalorien, weil der Zucker keinen Nährwert hat.

Wie bei vielem sind uns die Amerikaner in ihren Untersuchungen voraus. Es gibt Langzeitstudien, die über 20 Jahre erstellt wurden. Die Ergebnisse liegen nun sehr anschaulich vor. Die amerikanische Werbung nimmt im Fernsehen breiten Raum ein, d. h., die Fernsehfilme werden von den Firmen finanziert, also gibt es bei jedem Film alle 10 Minuten einen Werbespot. Geworben wird sehr viel für Süßigkeiten in fester und flüssiger Form. In den USA wie bei uns sehen die Kinder viel fern. Meistens entwickeln sich dort bestimmte Strömungen, Symptome, Krankheiten und Modeerscheinungen früher als bei uns. Wir haben es allerdings noch nicht geschafft, davon im voraus zu lernen und diese Entwicklung in Amerika für uns nutzbar zu machen. Wir warten ab, bis es bei uns auch zuschlägt.

In Deutschland kommt erst der Brunnen, dann kommt das Kind, das hineinfällt, dann erst das Gitter.

Wenn Kinder die Werbung sehen, haben sie ganz bestimmte Vorstellungen. Jeder glaubt, was die Werbung sagt, und Kinder sind noch gutgläubiger. Später lehrt die Erfahrung, daß die Werbung nicht so wahr und klar ist, wie sie sein sollte.

Man fand heraus, daß Kinder, wenn sie sich so ernähren würden, wie sie es im Fernsehen sehen, nicht überleben könnten. Das, was in der Werbung angepriesen wird, hat praktisch keinen Nährwert. Man bezeichnet dieses Zeug auch als »Junk food«. Junk ist soviel wie Plunder oder Ausschuß.

Wir müssen wissen, daß wir Zucker in unserem Körper brauchen. Unser Körper hat 6–7 Liter Blut, und es sind nur **20 g Zucker** in unserem Blut! Wir brauchen also nicht jeden Tag einen mehrfachen »Zuckeraustausch« vorzunehmen, um am Leben zu bleiben! Den Zucker, den wir lebensnotwendig brauchen, gewinnen wir durch die Zersetzung von Stärke.

Wenn man ein Stärkemolekül zerlegt, erhält man Zuckermoleküle. Das ist ein sehr komplizierter chemischer Prozeß, der in einem sauren Milieu abläuft. Unser Magen ist sauer, die Stärke wird also nicht total aufgespalten. Aber die Anteile, die zerlegt werden, reichen völlig aus, um unsere Gesundheit aufrechtzuerhalten.

Zuckerersatzstoffe

Zucker ist laut Lebensmittelgesetz nur Glukose. Chemisch gesehen besteht Zucker aus sechs Kohlenstoff-Atomen (C-Atome). Es gibt sogenannte funktionelle Gruppen, in erster Linie Sauerstoff und Wasserstoff. Ich mache hier die Chemie sehr einfach: Die funktionellen Gruppen ändern sich in ihrer Stellung zu den C-Atomen, indem sie einmal mit dem ersten, zweiten, dritten (usw.) C-Atom verbunden sind. Dadurch ändert die chemische Verbindung ihren Namen, nicht ihre Wirkung.

Im Klartext heißt das: Wenn die funktionelle Gruppe von **Glukose** an ein anderes C-Atom wandert, nennen wir das **Sorbit** oder **Mannit** oder **Fructose** usw. Darauf sollten wir unbedingt achten. Wir kaufen einen Kaugummi, da steht ganz groß darauf »zuckerfrei«, **Ersatzstoff Sorbit**. Ich will hiermit jeden darauf aufmerksam machen, daß dies kein Ersatzstoff ist, sondern ein sogenannter »C-Sechser-Zucker«, wie wir in der Chemie sagen. Und **nur** der Name ist anders. Der sogenannte Ersatzstoff **bringt** aber dieselben Symptome hervor, wie wir sie in diesem Buch beschrieben finden.

Ich habe Patienten, die sagen: »Ich lebe zuckerfrei. Ich achte extra darauf. Aber ich habe dieselben Symptome, egal ob ich Zucker esse oder nicht. Es kann also nicht an dem Zucker liegen.« Ich frage dann: »Was hast Du denn gegessen?« Antwort: »Na das und das und das. Da stand immer ›zuckerfrei‹ darauf und ›Ersatzstoff Sorbit‹.« Na bitte sehr! Wir haben es auch hier mit einem Zucker zu tun, nur der Name ist anders. Ganz besonders müssen wir darauf achten bei Kaugummis, bei Hustenbonbons und vielen scheinbar »gesunden Sachen«.

Ist Honig eine Alternative für Zucker?

Honig ist süß, durch seinen Gehalt an bestimmten Nährstoffen ist er gesund und ein tolles Naturprodukt. Das alles stimmt. Wir dürfen den Honig aber nicht als Genußmittel sehen, sondern als **Medikament**. Ich muß mich fragen, ob ich krank bin und das Medikament Honig brauche.

Regelmäßig jeden Morgen ein Löffelchen (oder mehrere) Honig auf dem Brot oder im Tee eingenommen, ist genauso, wie wenn wir täglich eine Kopfschmerztablette schlucken, nur so zur Prophylaxe. Honig löst die gleichen Symptome wie Zucker in unserem Körper aus. Er enthält nun mal sehr viel Zucker! Für Marmelade und für Ahornsirup gilt dasselbe. Ein Produkt wird immer populärer. Leute, bei denen Zucker verpönt ist, steigen um auf AMA-SAKE. Dieses Produkt ist angegorener Reis und wird zum Süßen verwendet. Genauer: Reisstärke wird fermentativ zersetzt. Wenn wir Stärke zersetzen, erhalten wir aus dem Naturpodukt Reis Zuckermoleküle, und deshalb ist er süß. Wir haben es also auch hier mit Zucker zu tun.

Genauso verhält es sich mit dem Birnendicksaft. Hier werden Früchte bearbeitet, es wird ein Auszug gemacht und dadurch Zucker angereichert. Somit entsteht der Birnendicksaft. Wir müssen wissen, daß das alles Zucker ist. Die verschiedenen Syndrome, die durch Zucker entstehen können, und wie entscheidend der Zucker in unsere persönliche Ökologie eingreift, werden wir auf den nächsten Seiten noch ausführlich darstellen. Das Thema »Zucker« ist so umfangreich, daß wir sozusagen Schritt für Schritt vorgehen müssen.

Zucker im Obst

Ich werde oft gefragt: Was ist mit dem Zucker im Obst? Wir müssen davon ausgehen, daß Zucker im Obst durch natürliches Zellwachstum der Frucht entstanden ist. Wenn wir Obst essen, ist die biologische Verfügbarkeit des Zuckers für den Körper eine andere, als wenn wir künstlichen Zucker zu uns nehmen. Das soll aber nicht heißen, daß wir unsere Sucht unterstützen können, indem wir ständig süßes Obst essen! Wir werden uns mit dem Obstessen nach den Richtlinien des Essenplanes und nach den Zeiten halten. Obst ist vormittags, sozusagen als »zweites Frühstück«, am günstigsten: Aber bitte nur **eine** Sorte, denn das verdaut sich leichter.

Versteckter Zucker

In vielen Lebensmitteln ist Zucker »versteckt«. Ich habe schon darauf hingewiesen, daß Zucker sehr billig herzustellen und teuer zu verkaufen ist. Wir machen uns überhaupt keine Vorstellungen, wie hoch der Zuckeranteil überall ist. Selbst in der Wurst ist Zucker nachweisbar vorhanden!
Ketchup sollten wir lieber meiden, denn es enthält nicht nur Tomaten, sondern auch 35 und mehr Prozent Zucker. Dies ist der Grund, warum Kinder das Ketchup lieben. Nicht nur zu Pommes frites, nein – es wird eigentlich zu allem und sogar als Brotaufstrich gegessen.
Noch ein interessanter Hinweis. Seit den fünfziger Jahren

wird versucht, **Corn-flakes** bei uns heimisch zu machen. Es ist damals nicht so recht gelungen. Aber mittlerweile haben die Hersteller den Einstieg in unsere Supermärkte geschafft, und wir essen jetzt auch Corn-flakes. Das ist das Übelste, was uns passieren kann! Alle Packungen von Corn-flakes und ähnlichen Produkten haben die große Aufschrift »All natural!« Dabei ist bis zu 75% Zucker darin enthalten. Diese Corn-flakes haben also einen enorm hohen Zuckeranteil! Ich werde dieses Thema weiter unten nochmals ansprechen.

Den Zucker zu reduzieren bringt es nicht wirklich

Auch unsere Mediziner sagen, wir sollen den Zucker reduzieren. Das ist schon recht gut, aber damit ist es nicht getan. Die **Null-Lösung** ist anzustreben! Wir sind vor verstecktem Zucker nicht sicher. Daher sollten wir jene Lebensmittel meiden, von denen wir wissen, daß sie Zucker enthalten. Selbst dann gibt es immer noch genügend versteckten Zucker zu essen.

Der homöopathische Effekt

Zucker im Sinne von Honig, Marmelade und anderen »gesunden« Süßungsmitteln haben selbst in noch so kleinen Mengen einen homöopathischen Effekt, ähnlich wie beim Alkohol. Auch wenn wir also nur ganz, ganz wenig Süßes zu uns nehmen, treten alle Syndrome und Suchtsyndrome wieder auf. Wie schlimm sich das auswirken kann, sieht man erst dann, wenn man jemandem überhaupt keinen Zucker mehr gibt. Da Zucker und Süßes von jedem gekauft werden können, ist die Sucht in unserer Gesellschaft absolut legalisiert. Es ist völlig normal, sich ab und zu etwas Süßes zu leisten, »denn man gönnt sich ja sonst nichts«.

Ich kenne Menschen, die versuchen, gegen diese Sucht ganz bewußt anzugehen. Aber diese Sucht loszuwerden, ist harte Arbeit an sich selbst. Tagsüber versteckt man die Süßigkeiten. Aber nachts schleicht man zum »Depot« und gibt sich dem scheinbaren Verlangen des Körpers nach Süßem hin. Morgens tut es uns wieder leid, und wir fassen erneut den Vorsatz: Ab heute bleibe ich »sauber«.

Wenn ich mich mit Leuten über ihre süßen Ernährungsgewohnheiten unterhalte, höre ich oft: »Ja, ich habe total reduziert.« Die Praxis jedoch lehrte mich, weiterzufragen. Die Antwort auf: »Wieviel ißt du denn?« läßt mich immer wieder aufhorchen! Es gibt Leute, die essen sieben Tafeln Schokolade am Tag. Wenn sie nur mehr eineinhalb Tafeln essen, bedeutet das für sie eine »enorme« Reduzierung!

Von der energetischen Betrachtung her ist diese Menge aber viel zu hoch, auch wenn man die homöopathische Wirkung von Zucker mitberechnet.

Die Wirkung von Zucker auf unsere Organe und Organ-Energien

Zucker löst sehr viele Phänomene im Körper aus: Als erstes bringt Süßes unsere Nebennieren aus der Balance, was ein Nebennierensyndrom auslöst. Dieses wiederum führt zur Imbalance der Bauchspeicheldrüse, Milz, Gallenblase und Leber. Der Genuß von Zucker desintegriert ebenfalls das Herz. Die Herz-Integration (die energetische Verbindung beider Herz-Hälften) spielt eine große Rolle bei der Behandlung von Allergien. Auch der Fluß der Rückenmarksflüssigkeit ist beeinträchtigt, was zu Rückenschmerzen führen kann. Dadurch ist die Wirbelsäule energetisch nicht ausreichend versorgt. Jedes Organ ist energetisch mit einem bestimmten Wirbel der Wirbelsäule verbunden. Selbst wenn es für chronische oder häufig auftretende Beschwerden in der Wirbelsäule keinen ärztlichen Befund gibt, ist die richtige Behandlung der Schmerzen unerläßlich. Sie sind ein Zeichen für eine Imbalance der Organ-Energien. Bei Nichtbeachtung führt dies zu einer Schädigung des entsprechenden Organs, oft erst viele, viele Jahre später. Der Ausfall der beschriebenen Energien führt durch die weitere Aufnahme von Zucker schließlich zu einer Schädigung des Immunsystems. Ein schwaches Immunsystem bringt in weiterer Folge Allergien hervor. Zucker bereitet so den Weg für Allergien und wirkt auch wie eine Allergie im Körper.

Da sich das Immunsystem zu 60 % im Darm befindet, gibt es auch Probleme im Darmbereich. Hinzu kommen Blutdruck-, Kreislauf- und Herz-Rhythmusbeschwerden. Durch diese Phänomene wird auch die Hormonsteuerung beeinflußt. Zucker führt, vor allem bei Kindern, zu Nervosität, innerer Unruhe, Übermotorik und Lernschwäche.

Je tiefer wir in die Auswirkungen des Zuckers verstrickt sind, desto größer ist das Entzugssyndrom, wenn wir uns Zucker nicht mehr regelmäßig zuführen. Ich erwähnte schon, daß geringste Mengen Zucker wie ein Homöopathikum wirken und alle Phänomene immer wieder auslösen kann. Daß wir Zucker reduzieren, ist zwar schon sehr gut, aber generell muß es die Null-Lösung sein!

Wie erreichen wir einigermaßen streßfrei die Null-Lösung?

In der Praxis hat sich folgender Ablauf in vielen Fällen sehr gut bewährt: Wir schließen mit uns selbst und auch mit unseren Kindern einen **Vertrag**. Wir sagen: »Okay, wir leben jetzt zwei Tage absolut zuckerfrei. Am dritten Tag ist Zuckertag.«

Da kann Süßes nach Lust und Laune gegessen werden. Danach kommen wieder zwei zuckerfreie Tage. Kindern kann man das sehr gut erklären, und sie halten sich auch daran.
Der 2-Tage/1-Tag-Rhythmus kann über ein paar Wochen durchgeführt werden. Dann erweitert man die zuckerfreien Tage auf drei und vier Tage. Der Steigerung der zuckerfreien Tage sind keine Grenzen gesetzt. Der Erfolg wird dann nicht lange auf sich warten lassen: Es kommt einmal der Zuckertag, an dem man nichts Süßes mehr essen will. Wir merken nämlich, daß uns dabei schlecht wird. Bravo! Dann haben wir's geschafft!

Im Laufe der Zeit gewöhnt sich der Körper an die Unmengen von Zucker. Es wird dabei eine Reizschwelle überschritten, so daß geringere Mengen Süßes keine für uns fühlbare Schädigung hervorbringen. Durch die zuckerfreien Tage, in denen sich der Körper manchmal verzweifelt wehrt, werden wir sensibler. Die Wahrnehmung der eigenen Imbalancen wird größer, und wir merken, wie Zucker auf unsere Energie wirkt. Das Phänomen können wir nur dann erleben, wenn wir wirklich zuckerfreie Tage haben. »Schlaue« Leute nehmen Süßstoff. Aber Süßstoff wirkt wie ein Biokatalysator, das heißt, er führt zu ähnlichen Reaktionen im Körper wie Medikamente. Wir müßten uns also überlegen, ob wir uns belügen wollen mit dem Süßstoff und ob wir dieses Medikament tatsächlich brauchen. In den USA wurde nachgewiesen, daß Zucker und Süßstoff zu schlechtem Schlaf führen und die Organ-Uhr aus der Balance bringen können.
Da der Zucker das Immunsystem schwächt, ist natürlich die Infektanfälligkeit wesentlich größer. Das zeigt sich dann durch Asthma, Allergien, Depressionen und in verschiedenen Launen.
Bei Kindern kann man das sehr gut sehen. Zum einen sind sie

aufgedreht und übermotorisch. Zum anderen sitzen sie wieder ganz still herum und haben zu nichts Lust. Bei auffälligem Verhalten sollte man immer auch Zucker als Mitursache in Betracht ziehen.

Zucker und Parodontose

Psychologisch sind die Zähne der **Vitalität** und der **Lebenskraft** zugeordnet. Wenn wir viel Zucker essen und wir aus diesem Grund schlechte Zähne haben, ist auch unsere Lebenskraft geschwächt. Kiefergelenksyndrome führen im Schulkindalter ganz klar zu Lernschwierigkeiten. Langsames Lernen, Streß mit der Schule und Aggressionen sind weitere Anzeichen.

Zucker bereitet den Weg für Phobien und natürlich auch andere Süchte. Wenn Leute mit dem Rauchen aufhören, dann essen sie dafür Pralinen. Hier wird sozusagen der Teufel mit dem Beelzebub ausgetrieben.

Langzeitstudie in den USA über Haftbedingungen und Zucker

Die Häftlinge dreier Zellentrakte wurden verschieden ernährt: »normale« Zuckermenge, viel Zucker und zuckerfrei. Die zuckerfrei ernährten Häftlinge waren ruhig und ausgeglichen. Sie konnten sich stets beschäftigen. Viele von ihnen wurden auch frühzeitig wegen guter Führung entlassen. Die, die viel Zucker bekamen, konnten von den Wärtern kaum gebändigt werden. Es gab ständig Revolten und Schlägereien. Brutalität war an der Tagesordnung. Manche Psychologen sehen deshalb eine Verbindung zwischen Zucker und Kriminalität. Dieser Versuch wurde über zwanzig Jahre an verschiedenen Anstalten durchgeführt.

Zusammenfassung

Zucker...

... bringt die Nebennieren aus der Balance.
... -Herz-Integration ist nicht möglich.
... führt zu Imbalancen in Milz, Galle und Leber.
Die CSF fließt nicht richtig – Rückenschmerzen sind eine mögliche Folge.
Die Wirbelsäule ist energetisch nicht ausreichend versorgt.
Das Immunsystem wird stark beeinträchtigt – weitere Folgen sind Allergien.
... führt zu Kreislauf-, Blutdruck- und Herz-Rhythmus-Beschwerden.
... stört die Hormonsteuerung.
... führt zu Übermotorik, Nervosität und innerer Unruhe.
... verursacht Lernstörungen.

7. Beschreibung der gebräuchlichsten Nahrungsmittel

Salz

Salz galt im 16. Jahrhundert als das ideale Gewürz. In Mitteleuropa gab es damals sehr wenig Salz. Die Leute, die es gewonnen haben, waren sehr reich. Salz wurde mit Gold aufgewogen. Irgendwie hat sich aus dieser Zeit bis heute erhalten, daß Salz etwas ganz Besonderes ist. »Salz – Gott erhalt's«.

Aber im 20. Jahrhundert ist der Handel mit Salz kein Problem mehr! Es ist sehr billig zu kaufen, und daher wird mit Salz viel zu oft Mißbrauch getrieben.

Wie sieht das aus? Kaum, daß man das Essen vor sich überhaupt gesehen hat, ist die erste Reaktion der Griff zum Salzstreuer. Wenn wir unseren Geschmackssinn regenerieren, fällt uns auf, wie versalzen eigentlich unsere Speisen sind. Die versteckten Salze, die sowieso überall enthalten sind, wären genug an Geschmack. Mit Salz nachwürzen ist reiner Unfug und schädlich für den Körper. Wir haben zu Salz ein totales Mißverhältnis. In jedem Restaurant und in jeder Kantine muß der Salzstreuer auf dem Tisch stehen.

Uns sollte bewußt werden, daß wir unserer Nahrung kein Salz zusetzen müssen. Wer wirklich meint, er könne ohne Salz nicht leben, sollte es wirklich nur in atomaren Mengen verwenden. Unser Körper ist sowieso genug versalzen. Den täglichen Salzbedarf können wir mühelos über die versteckten Salze abdecken.

Wir leben nicht unter extremem Wüstenklima, wo der Mensch durch erhöhtes Schwitzen große Mengen Salz ausscheidet. Selbst im Sommer erreichen wir keine Wüstentemperatur. Der enorme Salzgebrauch in unserer Klimazone hat keine Berechtigung. Ich habe in unserem Teil der Erde noch niemanden getroffen, der an einem Koller litt, weil er zuwenig Salz hatte. Wir sollten auch beim Salz eine Null-Lösung anstreben. Denn die Mengen, die wir uns zuführen, braucht der Körper absolut nicht.

Nehmen wir uns ein Beispiel an der thailändischen Küche! Dort kennt man Salz in seiner reinen Form gar nicht. Thailänder würzen mit verschiedenen Soßen, die sie aus Gemüsen, Fischen und Meeresfrüchten gewinnen. Da ist Salz enthalten. Aber (!) wenn jemand eine dieser Soßen verwendet und statt zwei Tropfen gleich einen anständigen Schuß ins Essen gibt, schauen sie schon ganz verwundert. Wie kann man nur so salzig essen? Diese Soßen enthalten zwischen 4 und 8 % Salz. Wenn Thais einen Europäer erleben, der reines Salz in 10-g-Mengen auf sein Essen streut, verstehen sie die Welt nicht mehr.

Pfeffer

Der Pfefferstreuer ist der Partner des Salzstreuers auf dem Tisch. Er könnte uns sogar etwas nützen. Nur in der Form, wie wir ihn vorfinden, tut er das nicht. Warum? Nun, der Pfeffer ist fein gemahlen, manchmal sogar noch weiß, weil das Pfefferkorn geschält wurde. Dieser Verarbeitungsprozeß geschah vielleicht schon vor Monaten, nachdem das ganze Korn schon seit Jahren lagerte. Dieses Pulver im Pfefferstreuer hat absolut nichts mehr mit Pfeffer zu tun!

Grüner Pfeffer – das ist das Geheimnis der alle Elemente in unserem Körper gleichmäßig balancierenden Ernährung. Grüner Pfeffer, entweder frisch oder getrocknet, soll in keiner

Küche fehlen. Wird er getrocknet verwendet, soll grüner Pfeffer unmittelbar vor dem Würzen in einer guten Pfeffermühle gemahlen werden. Wir sollten uns angewöhnen, mit grünem Pfeffer zu würzen. Das ist besonders schmackhaft und tut uns sehr gut. Er ist bei weitem nicht so scharf, wie wir immer denken. Auch hier gilt »Probieren geht über studieren«.

In der indischen Medizin wird übrigens unter anderem mit Gewürzen geheilt. Gewürze sind also auch Medikamente. Das Denkmodell der indischen Medizin über die verschiedenen Elemente in unserem Körper hilft uns, Gewürze als Energiespender einzusetzen.

Ein sehr bekömmliches Gemüse – die Kartoffel

Viele meinen, weil die Kartoffel ein Nachtschattengewächs ist, ist sie schädlich. Ganz im Gegenteil! Kartoffeln zu essen ist sehr balancierend. Rohe Kartoffeln sind für den Körper nicht gut. Die zubereitete Form ist jedoch sehr bekömmlich. Wenn wir Kartoffeln als Nahrung testen, müssen wir immer die Form der Zubereitung mitbeurteilen.

Die Kartoffelschalen-Saga

In manchen Kreisen ist es üblich, aus Bequemlichkeit Pellkartoffeln zu machen. Irgendwer brachte das Gerücht auf, daß die Kartoffeln mit der Schale gegessen werden sollen, weil hier die meisten Nährstoffe enthalten sind. Es muß uns ganz klar sein, daß die Nährstoffe in den Schalen nicht so konzentriert auftreten, daß sie uns wirklich nützen! Zum Verdauen der Kartoffelschalen muß der Körper unendlich viel mehr Energie zur Verfügung stellen, als die Nährstoffe in den Schalen uns wieder zurückgeben. Es ist also eine Sage, und der Sachverhalt wurde offenbar mißverstanden.

Zum Kochen sollten wir die Kartoffeln am besten **vorher** schälen. In das Kochwasser kann man ein bißchen Sojasoße hineingeben und bitte kein Salz (!). Das würzt die Kartoffeln. Das Kartoffelwasser kann man trinken, denn es sind viele Nährstoffe enthalten, und es schmeckt auch noch gut. Es ist hochenergetisch und nützt dem Körper sehr. Dieses Kartoffelwasser kann auch noch mit grünem Pfeffer gewürzt werden.

Kartoffelpürree

Selbst wenn wir keine Milch verwenden, brauchen wir auf ein gutes Kartoffelpürree nicht zu verzichten. Wir mischen süße Sahne mit Wasser und verwenden das statt Milch. Na, ist das ein Vorschlag?!

Getreide

Wenn wir ab 16.00 Uhr Körner essen, gibt es etwas zu beachten. Getreide sollte nicht mit Brot und Brötchen gemischt werden. Entweder essen wir Getreide **oder** Brot. Wenn wir Brot essen, sollten wir keine Körner essen. Getreide und Brot erfahren unterschiedliche Hitzebehandlung, was sich, zur gleichen Zeit gegessen, ungünstig auf die Energie des Körpers auswirkt.

Brot

Ich will hier nicht über die verschiedenen Backweisen oder Arten schreiben, die unsere Brotbackwaren oder Brötchen erfahren haben. Tatsache ist, daß in den letzten Jahren immer mehr verschiedene Backwaren in Richtung Brot aufgetaucht sind.

In der Vielfalt des Angebotes finden wir uns schwer zurecht. Wir sollten »Mono-Brot« kaufen. Mono-Brot besteht immer nur aus einer einzigen Art von Getreide – daher »Mono«. Vielkorn- und Sechskornbrot ist unserer Energie abträglich. Immer mehr wird quer durch Feld und Flur ins Brot gebakken! **Einkornbrot ist die Devise!** Das wechseln wir dann jede Woche. Damit ist sichergestellt, daß wir keine Allergie auf eine bestimmte Mehlsorte bekommen.

Oft ist Mono-Brot jedoch nicht zu bekommen. Es sind meistens Weizenanteile darin enthalten, und wir sollten darauf achten, daß dieser sehr niedrig ist.

Frischkorn-Müsli

Der Vergleich sei erlaubt. Wenn wir morgens ein Frischkorn-Müsli essen, ist das so, als ob wir einen Fußball in uns hineinstopfen. Die Physiologie unseres Körpers ist morgens auf Ausscheidung eingestellt. So etwas Schwerverdauliches wie Frischkorn-Müsli ist dazu nicht geeignet. Die Wirkung des Müslis zeigt sich besonders bei Leuten, die eine schwächere Kondition haben. Auch gut zu beobachten ist die Wirkung bei Asthma-Patienten und Bronchien-Erkrankten. Wenn diese Leute am Morgen ihr Frischkorn-Müsli essen, sind sie nach dem Frühstück schon wieder reif fürs Bett.

Nur für sehr Gesunde ist das Frischkorn-Müsli angezeigt. Die frischen Körner führen auch zu vermehrter Schleimbildung und bringen unseren Lungen-Meridian aus der Balance.

Wie wir schon erwähnten, kontrolliert der Lungen-Meridian das Immunsystem. Das Immunsystem wird geschwächt, und damit ist die Anlage für versteckte Allergien gegeben. Dem

Frischkorn-Müsli wird auch allerhand Gutes nachgesagt. Das mag auch alles stimmen. Aber es trifft nur für einen ganz gesunden Organismus zu und hat nicht für jeden in seinem Diätplan erste Priorität.

Übrigens ein wichtiger Hinweis: Die beste Zeit, um Getreide zu verdauen, ist nachmittags ab 16.00 Uhr.

Eier

Das einzige, was im Ei für unseren Körper nützlich wäre, ist das **Lecithin**. Aber bei seiner Hitzebehandlung koaguliert das Lecithin und steht somit nicht mehr zur Verfügung.

Eier sind dem einen oder dem anderen eine wohlschmeckende Beigabe. Es hat aber nichts mit Energie- und Allergie-Balance zu tun.

Fette und Öle

Wenn wir Öl zum Kochen verwenden, sollen es **kaltgepreßte Öle** sein. Vor allen Dingen, wenn es sich um **Olivenöl** handelt. Es gibt aber Leute, die Olivenöl nicht so gut vertragen. Dann wäre **Distelöl** zu empfehlen. Zum Braten eignet sich hervorragend **ungehärtetes Kokosfett**. **Butter** ist Margarine unbedingt vorzuziehen! Jetzt höre ich schon die Leser mit hohem Cholesterinspiegel sagen: »Um Gottes Willen!«

Ein großer Teil der amerikanischen Bevölkerung hat Probleme mit dem Cholesterinwert. Neuere Forschungen aus den USA ergaben jetzt, daß sich trotz fettfreier Ernährung der hohe Wert des Cholesterinspiegels nicht verändert. Um den Cholesterinspiegel abzubauen, braucht der Körper Fett in geringen Mengen.

Fleisch

Auch tierisches Eiweiß wie Fleisch und Fisch verträgt der Körper besser nach 16.00 Uhr. **Schweinefleisch** ist jenseits unserer Betrachtung. Die anderen Fleischsorten können mehr oder weniger ohne Bedenken gegessen werden. Menschen mit Gelenksschmerzen, Rheuma und Arthritis essen vorzugsweise Hammel und Lammfleisch. Schweine- und Rindfleisch sind auf jeden Fall tabu.

Corned beef stärkt uns, wenn wir es **nicht** essen. Wir sollten es also meiden. Im Corned beef sind allerlei Ingredienzien, die nicht unbedingt in unsere Nahrung gehören. Dadurch kann es passieren, daß Corned beef einen Allergie-Schock auslöst.

Einfrieren und Dosengemüse

Gemüse eingefroren ist besser als aus der Dose. Beim Konservieren wird der Inhalt der Dose autoklaviert (= unter hohem Druck gekocht), um steril und haltbar zu sein.

Wenn wir Lebensmittel selber einfrieren, muß das unter Vakuum passieren. Wenn wir das Gefriergut einfach in einen Beutel packen und ins Gefrierfach legen, bilden sich beim Gefrierprozeß aus dem interzellulären Wasser Eiskristalle. Sie durchstoßen die Zellwände und fördern somit den fermentativen Verfall des Lebensmittels.

Durch Tieffrieren können wir den mikrobiologischen Verfall aufhalten, aber nicht den fermentativen. Wer schon einmal Fleisch sehr lange bei tiefen Temperaturen lagerte und es nach Monaten auftaute, mußte feststellen, daß es vielleicht schon glitschig und wässrig war.

In diesem Fall haben wir es mit einer fermentativen Zersetzung zu tun. Es ist schon so wie vorverdaut oder angedaut.

Mikrobiologisch ist das Fleisch zwar noch in Ordnung, aber die Fermente haben die Fleischfasern bereits reichlich »vorverdaut«. Der fermentative Prozeß läßt sich selbst dann nicht aufhalten, wenn wir das Gefriergut bei −32° C aufbewahren.

Das Beste vom Besten: Wasser

Wir sollten morgens als allererstes Wasser trinken. Damit helfen wir unserem Körper, sein physiologisches Gleichgewicht in Ordnung zu bringen. Alles, was **nicht Wasser** ist, **ist** kinesiologisch gesehen **Ernährung.** Unser Körper muß also Energie aufbringen, um andere Flüssigkeiten, wie z. B. Kaffee, Kakao, Säfte, Milch, Suppe, in für ihn nutzbare Flüssigkeit umzuwandeln. Deshalb müssen wir in **ausreichender Menge Wasser trinken.** Erwachsene sollen 1½–2 Liter und Kinder ca. 1 Liter täglich trinken. Nur ausreichend Wasser stellt sicher, daß die Körperzellen miteinander in Kommunikation treten können und die Hauptzentrale »Gehirn« körpereigene Nachrichten bis in alle Außenbereiche bringen kann. Es gibt keinen Ersatz! Das kann nur das Wasser!

Tee

Hier ist nicht die Rede von Mate- oder Kräutertee, sondern von normalen **Teepflanzen.** Am meisten ist bei uns der sogenannte **schwarze Tee** bekannt. Er ist fermentiert und wird auch geröstet. Dadurch werden beim Aufbrühen Inhaltsstoffe frei, die so mancher Teetrinker nicht verträgt.
Die Herstellung von Schwarztee verläuft folgendermaßen: Die frischen Blätter werden gepflückt, gerollt und gequetscht. Dadurch bricht die Oberfläche der Teeblätter, und die Flüs-

sigkeit tritt aus. Dann wird das gerollte und gequetschte Blatt 18 Stunden lang bei 48° C feucht gelagert (fermentiert). Der Tee schimmelt währenddessen so ein bißchen vor sich hin. Danach wird er geröstet und eventuell gebrochen oder auch nicht. Was in den Handel kommt, ist das Endprodukt der beschriebenen Prozedur.

Die nächste Vergewaltigung des Teeblattes findet bei der Zubereitung im Haushalt statt. Unmißverständlich wird uns ja erklärt, daß der Tee zwischen zweieinhalb und fünf Minuten ziehen muß. Je länger er zieht, desto dunkler ist die Farbe. Daß er aber auch stärker wird durch langes Ziehen, ist eine Sage! Anfangs löst sich das Koffein (im Tee Tein genannt), und später lösen sich Gerbstoffe und Theobromine, die jedoch eine beruhigende Wirkung haben. Wenn der Tee also nur 2½ Minuten zieht, ist er anregend. Zieht er 5 Minuten, wirkt er beruhigend.

Ich habe mir die Tee-Herstellung in Ceylon angesehen und nenne seither diese Teeplantagen immer »Teekaputtmach-Fabriken«. Es wird dort ein hervorragender Tee geerntet. Wir finden aber in unserer Tasse eine grausige Brühe, die ohne Beigabe von Zucker, Milch, Zitrone oder Rum nicht getrunken werden kann. Dieser »Tee« hat absolut nichts mit dem zu tun, was uns kompetente Länder mit ihrer langen Teetradition vermitteln wollen. Es ist nur irgendein dunkles Getränk, das geschönt werden muß, damit es überhaupt getrunken werden kann.

Es gibt zwei Volksgruppen, die überhaupt keine Ahnung von Tee haben. Das sind die Ostfriesen und die Engländer – obwohl man ihnen großen Teeverstand nachsagt. Da die geschmacklichen Verirrungen dieser beiden Volksgruppen sozusagen »marktbindend« sind, erhalten wir einen Tee, den man in Ziegeln gepreßt am besten nur noch verheizen kann. Dann hat er wenigstens noch einen wärmenden Wert – Brennwert.

Nach einer Legende über die Entstehung des Tees hat der Priester Daruma im 7. Jahrhundert in einer Höhle meditiert. Das tat er 18 Jahre! Daher wird er auch heute noch dargestellt ohne Arme, ohne Beine, nur in dieser sitzenden Haltung und immer mit offenen Augen. Dieser Daruma ist sehr beliebt und bekannt in Taiwan und Japan. Er gilt auch als Glücksbringer. Kein japanischer Politiker würde eine Kampagne starten ohne seinen Daruma. Man kauft einen Daruma, wenn man eine Unternehmung beginnt. Nach reiflicher Überlegung wird ein Wunsch genau formuliert. Dann wird dem Daruma eine Auge angemalt. Wenn sich der Wunsch erfüllte, wird das zweite Auge ausgemalt. Man kann japanische Politiker beobachten: In ihrer Nähe sind immer Helfer, die den Daruma ihres Chefs mittragen. Egal, wo der Mann sich befindet, sein Daruma ist immer dabei. In der Rangordnung hat der Daruma einen hohen Wert.

Um auf die Legende zurückzukommen: Daruma war also ein japanischer Priester, der nach China auswanderte und dort in einer Höhle für ca. 18 Jahre meditierte. Einmal fielen ihm bei dieser 18jährigen Meditation die Augen zu. In der Legende heißt es weiter: Daruma nahm ein Messer, schnitt die Augenlider ab und warf sie auf den Boden. Sofort entstand aus den Augenlidern die Teepflanze. Die Blätter dieser Pflanze gaben nach kurzem Brühen in heißem Wasser ein wunderbar duftendes Getränk, das den Geist beruhigte und die Energie anregte. Soweit die Legende des Tees. Wenn ich an meinem Schreibtisch sitze, habe ich hier auch stets einen Daruma, der mich immer sehr munter und wach anschaut.

Über den asiatischen Tee wurden Gedichte und schöne Geschichten geschrieben. Es gibt die Teezeremonie, die in vielen Jahren gelernt werden muß, um danach ein Teemeister zu sein. Es werden extra Teehäuser für die Teezeremonien gebaut. Selbst der Gast einer Teezeremonie muß einen kleinen Kurs mitmachen, damit er an der Teezeremonie teilnehmen kann. Besonders ist der Kurs Ausländern anzuraten. Die Teezeremonie geht über mehrere Stunden, und das sollte uns zu denken geben, wenn wir unsere kaffeeähnliche dunkelbraune Brühe trinken **ohne** Zucker, **ohne** Milch, **ohne** Rum, **ohne** Sahne oder Zitrone. Es kann sich also nicht um **den** Tee handeln, der in vielen, vielen Schriften so hoch gelobt wurde. Der Tee, von dem ich spreche, ist der getrocknete **grüne Tee. Grüner Tee, richtig zubereitet und verwendet, dient uns als energetisches Heilmittel und auch zur Balance von Allergien!** Grüner Tee ist nicht-fermentierter Tee. Es gibt auch halbfermentierten grünen Tee. Beide Sorten sind brauchbar. Wir müssen auch wissen, daß sowohl in Japan als auch in China viel Aufhebens um Tee gemacht wird. Man kann einen Tee zu normalen Preisen ab 4,- DM kaufen. Aber es gibt auch Sorten, die 100,- DM und mehr pro 100 g kosten.

Richtig zubereitet heißt, daß der Tee im Durchschnitt 35–45 Sekunden (Stoppuhr!) ziehen sollte, nicht länger. Ich empfehle bei japanischen Tees den normalen Ocha, Bancha oder Sencha. Grundsätzlich sollen wir nie braunen, gerösteten Bancha kaufen. Wir sollten auch nicht die japanischen Teezubereitungen mit Reis nehmen. Reiner, japanischer grüner Tee – das ist es! Diesen finden wir in allen Teeläden.

Wenn wir grünen Tee zubereiten wie einen normalen Schwarztee, dann sieht er aus wie ausgekochter Seetang und trifft nicht unbedingt unseren Geschmack. Grüner Tee verändert sehr schnell seinen Geschmack. Wenn er zehn Sekunden länger zieht, hat das bereits eine Auswirkung auf den Geschmack. Grüner Tee schmeckt selbst bei gleicher Zubereitung immer etwas anders. Man muß eben ein bißchen experimentieren, bis man seinen richtigen Geschmack gefunden hat.

Bei den **chinesischen grünen Tees** ist besonders der **Gunpowder – Temple of Heaven** (Tempel des Himmels) hervorzuheben. Gunpowder hat ein hohes Schüttgewicht. Diesen Begriff muß ich etwas erklären, sonst entstehen sehr schnell Fehler. Wenn ich 100 g normalen Tee und 100 g Gunpowder habe, ist das Volumen des Gunpowders nur halb so groß wie das Volumen des normalen Tees. Das kommt daher, weil die kleinen Blättchen zusammengerollt sind und kleine Kügelchen bilden. Darum heißt der Tee auch Gunpowder oder Schießpulver. Das Schüttgewicht muß daher auch bei der Zubereitung berücksichtigt werden. Vom Gunpowder dürfen wir nur die Hälfte nehmen. Anderenfalls wird er bitter und viel zu stark. Es gibt noch andere chinesische grüne Tees. Man kann sich in Teegeschäften oder Asienläden beraten lassen.

Zu erwähnen ist noch der **chinesische Jasmintee.** Das ist grüner Tee mit Jasminblüten. Bitte nicht verwechseln mit den neuerdings auf dem Markt erschienenen **aromatisierten Tees.** Das sind schwarze Tees, die mit allen möglichen Aromen versehen sind. Den meine ich nicht, sondern den chinesischen grünen Tee. Wir sollten darauf achten, die chinesischen Tees in den Asienläden nur in Originalverpackungen zu kaufen. Tee, der in China abgepackt wurde, ist garantiert unverfälscht. Es ist manchmal üblich, den guten Tee sehr billig aus China zu importieren. Das reicht aber den Importeuren hier oft nicht. Der Tee wird verschnitten und dadurch in der Qualität schlechter.

Generell ist es günstig, Originalverpackungen aus China zu kaufen. Bei grünem Jasmintee ist die Sorte »**Sunflower**« besonders erwähnenswert. Manche haben keine Bezeichnung. Sie sind original abgepackt und heißen auch »Chinesischer Jasmintee«. Halbfermentierter Tee wie z. B. **Oolong** sind aus energetischer Betrachtung ebenfalls zu empfehlen.

Meine Tests und Erfahrungen im Laufe der Jahre zeigten, daß der japanische grüne Tee vom Morgen bis zum frühen Nachmittag angezeigt ist. Nachmittags sind die chinesischen grünen Tees günstiger. Das ist eine generelle Faustregel, die aber individuell betrachtet werden soll.

Wir nehmen zur Teezubereitung 1½ Teelöffel auf 300 cm³ Wasser (2 Tassen). Das Wasser wird zuerst gekocht. Währenddessen geben wir den Tee in eine Kanne. Wenn das Wasser gekocht hat und nicht mehr sprudelt, wird es über den Tee gegossen. Es versteht sich von selbst, daß wir den Tee nicht in eine Zwangsjacke (Teesieb, Teefilter, Säckchen oder Kanneneinsatz) zwängen. Die Teeblätter müssen sich frei entfalten und schwimmen können! **Der Tee darf NICHT LÄNGER als 35–45 Sekunden ziehen!** Danach muß der Tee **sofort** durch ein großes Sieb **schnell** in ein anderes Gefäß gegossen werden. Wenn der Abgießvorgang nochmals 15 Sekunden dauert, hat dies schon wieder eine Auswirkung auf die Qualität unseres Getränkes. Diese Mengenangaben treffen zu für die japanischen Tees, für die normalen grünen Tees, nicht aber für Gunpowder. Bei Gunpowder nehmen wir genau die Hälfte der angegebenen Menge und lassen ihn genausolange ziehen. Diesen Tee können wir von morgens an bis 17.00 Uhr trinken. Für den Abend empfehle ich folgende Zubereitung: Wir nehmen ¾ Teelöffel auf 2 Tassen (300 cm³) Wasser und lassen ihn 50–60 Sekunden ziehen und gießen dann ab. Diese Zubereitung können wir bis ca. 21.00 Uhr trinken. Abends wird die Teemenge generell halbiert. Ein so zubereiteter Tee kann durchaus unseren liebgewonnenen Kaffee ersetzen.

Jasmin-Tee wird in China auch in Beuteln hergestellt. Trotzdem hat er eine hohe Qualität, die manche unserer Blatt-Tees nicht haben. Man kann diese Beutel mit auf Reisen nehmen.

Es hat sich gezeigt, daß das sehr leicht zu handhaben ist. Man bekommt in jedem Restaurant heißes Wasser und kann seinem Beutel »das Schwimmen beibringen«. Für die asiatischen Beuteltees gelten dieselben Ziehzeiten.

Probieren geht über Studieren

Wenn wir etwas ändern wollen und Schwierigkeiten haben, von unserem gewohnten Kaffee wegzukommen, empfiehlt es sich, die Tees in der beschriebenen Zubereitung auszuprobieren. Wir sollten es eine Woche machen und dabei schauen, ob es geht. Dann werden wir feststellen – es geht!

Kräutertee

Das Trinken von Kräutertee gehört in den Bereich der Phyto-Therapie (Pflanzenheilkunde). Heilkräuter sind, wie schon der Name sagt, zur Heilung bestehender Imbalancen des Körpers vorgesehen. Daher sollten wir Kräuter als Medikamente betrachten. Wenn wir also gesund sind, brauchen wir keinen Kräutertee. Wir schlucken morgens auch nicht vorsichtshalber drei Aspirin! Aber Kräutertee trinken wir täglich, oft monate- und jahrelang. Uns muß bewußt werden, daß wir uns damit regelmäßig ein »Medikament« zuführen. Daher ist es überhaupt nicht ratsam, zum Frühstück, zu Mittag oder auch zum Abendessen als Getränk Kräutertee zu verwenden. Es gibt einige wenige Kräutertees, die unterstützende und prophylaktische Wirkung haben in Zeiten der energetischen Schwäche. Wenn wir krank sind, können wir Kräuter in den verschiedensten Anwendungen zur Unterstützung der ärztlichen Therapie verwenden. Nach der Genesung sollten wir uns auf andere Art gesund erhalten.

Es ist nicht immer ratsam, sich Kräutertees in Eigentherapie zu verordnen. Grundsätzlich sollten keine Kräuter-Mischungen verwendet werden! In der Pharmazie ist bekannt, daß die Wirkungsmechanismen von Monosubstanzen sehr gut nachvollzogen werden können. Kommen als aktive Substanz zwei in Frage, dann ist der Wirkungsmechanismus nur noch sehr schwierig zu ermitteln. Haben wir es gar mit drei verschiedenen Substanzen zu tun, sind die Interaktionen, die diese Stoffe auslösen können, so zahlreich, daß nichts mehr nachvollzogen werden kann. Es gibt Kräuter-Mischungen, die bis zu siebenundzwanzig verschiedene Komponenten haben. Ich frage Sie: Was soll da noch wirken? Wir sollten also mit Kräutertees sehr vorsichtig und verantwortungsbewußt umgehen.

Kaffee

Das, was uns beim Kaffeetrinken munter macht, ist die Abwehrreaktion des Körpers gegen den Kaffee! Der Kaffee bringt die Nebennieren aus der Balance, der Körper wehrt sich gegen das Gift, und dadurch werden wir munter. Wir werden praktisch in den Kampf-Flucht-Mechanismus, also sozusagen in Habt-acht!-Stellung gebracht.

Es gibt eine große **»Kaffeetrinker-Nation«**, das sind die USA. In den USA wird unwahrscheinlich viel Kaffee getrunken. Wenn ein Deutscher in die USA kommt und diesen Kaffee probiert, ist dieser für seinen Geschmack sehr, sehr dünn. Anderseits, wenn die Amerikaner den Kaffee der Deutschen unvorbereitet trinken, meinen sie, sie müßten »sterben«. Sie sind nämlich so etwas Starkes nicht gewöhnt! Die Italiener übertrumpfen noch die Deutschen mit der Stärke des Kaffees. Das Verhältnis liegt im Durchschnitt bei 3 Teelöffel Kaffee auf zwei Schluck Wasser. Das ist jenseits unserer Betrachtungen!

Alkohol

Der Name »Alkohol« kommt ursprünglich aus dem Arabischen und heißt soviel wie feines Pulver. Einerseits schrieben die größten arabischen Dichter Oden und Gedichte an den Wein, anderseits ist der Genuß von Alkohol bei den Mohammedanern verboten. Warum hatten sie also Alkohol? Die Araber hatten einen hohen Wissensstand im Bereich der Heilkunde erreicht. Sie benutzten den Alkohol, um gewisse Bestandteile der Pflanzen aus Wurzeln, Blättern und Blüten zu extrahieren. Alkohol löst unter anderem Öle. Daher kann man die ätherischen Öle aus den Pflanzen herauslösen und zu medizinischen Zwecken verwenden. Wenn wir dreimal täglich 3 Eßlöffel Wein zu uns nehmen, so wird uns das bei angezeigter Indikation im Krankheitsfall stärken. Wein, im Übermaß genossen, verursacht eine »Arzneimittel-Vergiftung«, die mit Schmerzen und »Kopfbrummen« und dem berühmten Kater verbunden ist. Die Herstellung: Durch Gärung von Zuckerarten mit Hefe entsteht durch die Spaltung der Hefe Alkohol und Kohlendioxyd (CO_2).

Wein

Bei der Herstellung von Wein werden die Trauben gepreßt. Früher wurden sie einer wilden Gärung unterzogen, indem Schmutzkeime aus der Luft sie einleiteten. Heute wird der Most pasteurisiert, und um wilde Gärungen zu vermeiden, wird Reinzuchthefe dazugegeben, denn wilde Gärungen beeinträchtigen den Geschmack. Reinzuchthefen werden deshalb zugesetzt, um eine vorberechenbare Gärung zu erhalten und um einen reinen, klaren, charakteristischen Geschmack im Wein vorfinden zu können. Hefe spielt bei der Gärung des

Weins eine große Rolle, ist aber auch gleichzeitig ein Allergie-Auslöser.

Wenn wir Wein trinken, dann ist der **Weißwein dem Rotwein vorzuziehen!** Der volle und blumige Geschmack ist ein Charakteristikum **des Rotweins.** Er kommt durch die sogenannten »Fuselöle« und »Esther« zustande. Das sind chemisch-organische Verbindungen, die einen dicken Kopf machen und so unsere Gesundheit beeinträchtigen. Solche Fuselöle und Esther bringen bereits vorhandene Allergien zum Ausbruch.

Eine typische Reaktion zeigt sich so: Wir trinken abends ein oder zwei Gläser Rotwein. Am nächsten Morgen haben wir einen Kopf, mit dem wir nicht mehr »durch die Tür des Schlafzimmers passen«. Das wäre der Indikator für eine latente Allergie, die spontan durch Nahrungsmittel, in diesem Fall den Rotwein, ausgelöst wurde. Natürlich muß das nicht immer so sein, aber der Fall kann eintreten. Manchmal trinken wir regelmäßig Alkohol. Er bekommt uns, aber eines Abends sind wir schon nach zwei Gläsern betrunken. Des Rätsels Lösung ist eine latente Allergie.

Beim Weißwein haben wir diese Esther und Fuselöle wenn überhaupt dann in ganz geringen Mengen vorliegen. Aus der Sicht der Allergielehre ist der Weißwein dem Rotwein vorzuziehen. Meine Betrachtungen hier beziehen sich ausschließlich auf Qualitätsweine. Ich spreche nicht von Konsumwein, der nur nach generellen Lagen verkauft wird.

Die **Südweine** sind charakteristisch für ihre Gegenden. Zum Beispiel der Masala oder Lacrimae Christi aus Süditalien, aus Griechenland der Samos, und von Spanien kommen der Taragona und der Malaga. Eine besondere Stellung nehmen der Cherry und der Portwein ein. Die Südweine haben sehr viel Zucker, sind sehr schwer und werden oft als Würzweine verwendet, z. B. bei Weinbrand. Das, was unseren Weinbrand wohlschmeckend abgerundet schmecken läßt und die schöne braune Farbe bringt, ist oft ein guter Samos, der in Anteilen darin enthalten ist. Auch die Südweine enthalten neben dem Zucker Esther und Fuselöle, die der Gesundheit nicht besonders zuträglich sind. Als Medikament oder Aperitif ist ein Gläschen Südwein schon zu empfehlen.

Beim Cherry gibt es verschiedene Qualitäten. Es gibt den Fino, eine helle, herbe Sorte. Der Amontillado ist halbtrocken, hell- bis mittelbraun. Der Orloso ist ein schwerer, süßer Cherry. Auch hier ist es so, daß die herben Cherrys, also die Fino-Qualitäten, den Amontillado und Orloso-Cherrys vorgezogen werden sollten. Bei den **Portweinen** verhält es sich ähnlich. Auch hier gibt es die herben Weißen, die Halbtrockenen und die süßen Sorten. Bei der Herstellung von Cherry, wie auch bei Portwein, haben wir es mit Weinen zu tun, die 10–12 Jahre gelagert sind. Über 18 Jahre sollten sie nicht gelagert werden, denn dann werden sie schlecht. Die trockenen, hellen Sorten halten sich länger als die dunklen Süßen. Das sind Faustregeln, die wir bei der Auswahl beachten sollten.

Der Cherry und der Portwein werden aus verschiedenen Ernten verschnitten, um immer die gleiche Geschmacksnote zu erhalten. Es gibt bei einigen Firmen Jahrgangsweine zu kaufen, was für Cherry und Portwein sehr selten und untypisch ist.

Einige **Obstweine** können sehr starke Allergien auslösen. Wir kennen das, wenn wir es selbst schon einmal ausprobiert haben. Wir trinken abends Obstwein. Er schmeckt vorzüglich, aber morgens paßt wieder »der Kopf nicht durch die Tür«.

Bei den verschiedenen **appetitanregenden und verdauungsfördernden Weinen** aus Italien sollten wir nach ein bis zwei Gläsern aufhören. Dazu zählen auch »verdauungsfördernde« Bitterliköre.

Bier

Das Bier enthält sehr viel Hefe und damit sehr viele Allergie-Auslöser. Ein gutes Beispiel, wie versteckte Allergien im Körper sich zeigen können, ist der berühmte bayrische Grant. Man ist grantig, nicht immer, aber manchmal. Das ist eine emotionelle Ausdrucksform versteckter Allergien, die auch durch den Bierkonsum hervorgerufen wird. Weintrinker haben keinen Grant.

Schnäpse

Solche Getränke wie Apfelkorn, Persiko, Bandita de Coco, um nur einige zu nennen, liegen jenseits von unseren Betrachtungen. Diese Likörschnäpse lösen regelmäßig Allergien aus. Ich spreche hier von reinen Schnäpsen. **Cognac** und **Weinbrand** sind nicht so günstig, da sie aus Weintrauben gemacht sind. Wir hörten bereits, daß alle Trauben allergene Wirkung zeigen. **Korn** oder **Wodka** wird aus Weizenkorn oder Kartoffeln gemacht. Wenn das Destillat entsprechend rein ist, ist dagegen nichts einzuwenden.
Tequila wird aus einer ganz bestimmten Agaven-Sorte gewonnen. Es gibt große Unterschiede, und wir sollten Tequila nicht mit Mescal verwechseln. Mescal wird besonders im Ausland anstatt Tequila angeboten.
Rum entsteht aus Zuckerrohr. Er ist dann in Ordnung, wenn er echt ist und im Ursprungsland abgefüllt wurde. Oft heißt es »ausländisches Erzeugnis und in Deutschland fertiggestellt«. Dazu müssen wir wissen, daß laut Lebensmittelgesetz 7% ausländische Anteile völlig ausreichen, um etwas als »ausländisches Erzeugnis« verkaufen zu können.

Whisky

Er wird aus Kornsorten hergestellt, die wir in Deutschland nicht kennen. Deshalb können wir auch nicht allergisch darauf reagieren. Bei Whisky werden drei Gruppen unterschieden.

1. **Blended Whisky** ist aus verschiedenen Destillaten gemischt, um eine gleichbleibende geschmackliche Qualität sicherzustellen.
2. **Malt Whisky** besteht aus gemälzter Gerste, und
3. **Single Malt Whisky,** der nicht verschnitten ist. Nicht verschnitten bedeutet, daß die Körner zur Destillation aus **einer** Ernte kommen und die Flaschen auch nur aus **einem** Destillat gefüllt sind. Daher »single«.

Manche Whisky-Sorten können wie ein Medikament Allergien balancieren. Sie werden zu diesem Zweck nicht pur getrunken, sondern mit Wasser stark verdünnt. Man kann auch etwas Eis dazugeben, obwohl generell kalte Getränke für den Körper energetisch nicht so zuträglich sind, weil er das Kalte wieder erwärmen muß. In geringen Mengen mit Wasser verdünnt, ist Whisky durchaus ein Heilmittel, immer eingedenk dessen, daß wir keine Arzneimittelvergiftung betreiben wollen. Whisky aus Amerika, besonders die billigen Sorten, sind nicht zu empfehlen.

Sake ist ein japanischer aus Reis gewonnener Wein. Hier ist Vorsicht geboten. Er kann auch Allergien auslösen! Mit Sicherheit verursacht Sake einen steigenden Blutdruck. Wer also abends viel Sake trinkt, muß sich nicht wundern, wenn er eine schlechte Nacht hat.

Erwähnenswert sind auch noch die **Trester oder Weinhefeschnäpse.** Die sind übel! Was unsere Körperenergien betrifft, schalten diese Schnäpse sehr viel, wenn nicht alles, ab. Wenn bei der Weinherstellung die Trauben ausgepreßt sind, bleiben als Rest die Traubenschalen und Teile des Fruchtfleisches übrig. Diese Masse wird mit Wasser vermischt, mit Hefe und teilweise auch mit Zucker vergoren und destilliert. Daraus entsteht der Trester. Es gibt sehr edle Vertreter wie z. B. den italienischen **Grappa**. Dieser wird auch aus Weinschnäpsen gemacht. Es gibt zirka 100 Sorten. Die Auswahl reicht vom miesen Fusel bis zum ganz edlen Stoff. Die edelsten Grappa-Sorten können wieder als Heilmittel angesehen werden. Sie sind dann sehr teuer, weil sie aus Wein in besonderer Veredlung und nicht aus Weinhefe hergestellt werden. Es ist sehr selten, einen so guten Grappa zu finden, der als Heilmittel dienen kann. Bei Whisky werden wir eher fündig.

8. Die Grundernährungs-Regeln für Gesundheit

Wir sollten am Tag ein- bis eineinhalb Liter Wasser trinken. Kinder kommen mit weniger aus. Die Menge sollte aber bei gut einem Liter liegen. Wir sollten generell Paprika, Tomaten, Erdbeeren und Kiwi meiden. Wir kommen damit zum Thema der **größten Allergieauslöser.**

9. Die größten Allergie-Auslöser

Tomaten

Die Tomaten (in Österreich auch »Paradeiser« genannt) verursachen Imbalancen gleich auf zwei Ebenen. Zuerst ist die psychische Ebene betroffen, die dann auch zu physischen Problemen führt wie z. B. Zahn-, Glieder- und Kopfschmerzen und allgemeinem Unwohlsein. In den USA stellten Psychologen fest, daß Leute, die viel Tomaten essen, häufig physische Imbalancen aufweisen. Dies fand in klinischen Versuchen Bestätigung, als man Patienten in Kliniken entsprechend ernährte. Zwei Gruppen: die eine tomatenfrei und die andere mit viel Tomaten. Wer Allergien hat, liebt oft Tomaten. In Wirklichkeit liebt er natürlich seine Allergien, die er mit Tomaten ernährt. Daher sollte dieses Gemüse in jeder Form und Zubereitung vom Speiseplan verschwinden. Daß Tomaten oft nicht gut vertragen werden, ist allgemein bekannt. Als Grund wird oft vermutet, daß sie zu den Nachtschattengewächsen gehören. Doch bei den Tomaten ist das nicht der einzige Grund.

Tomaten-Geschichten

I. Fallbeispiel einer 17jährigen mit Diabetes:
Das Mädchen hatte versteckte und teilweise bereits klinische Allergien und mein Vorschlag »Versuch es doch wenigstens einmal mit etwas Wassertrinken und laß die Tomaten weg« entzündete eine Explosion. »Wenn ich meine Tomaten nicht mehr essen kann, dann kann ich ja überhaupt nichts mehr essen! Da kann ich ja gleich sterben!«
Ich beantwortete diese Reaktion nicht mit einer Gegenreaktion. Ich lernte daraus, wie tragisch es sein kann, wenn so viele Emotionen auf ein einziges Nahrungsmittel gerichtet sind.

II. Ich selbst erlebte eine »schöne Geschichte« mit Tomaten. Ich habe im Laufe der Zeit die verschiedensten Ernährungsregeln studiert und sie dann an mir selbst ausprobiert. Wenn man eine Arbeit liest, weiß man zunächst nie, wie ernst es dem Verfasser wirklich ist. Ich las also einen Artikel mit dem Thema: »Tomaten bringen psychische Imbalancen hervor.« Abends ging ich dann mit einem Freund in ein Restaurant. Dort aß ich **Rindfleischbrühe** mit Gemüse, danach einen Käseteller und trank Wasser. Der Mozarella war verziert mit Kräutern und 9 kleinen Tomatenscheiben. Zu diesem Zeitpunkt hatte ich schon monatelang keine Tomaten mehr gegessen und wußte schon gar nicht mehr, wie sie aussehen und schmecken.
Jetzt lagen sie auf meinem Teller. Meine Einstellung zu Tomaten war zu diesem Zeitpunkt schon neutral. Ich habe mit großem Appetit die Kräuter, den Käse und die Tomaten dazu gegessen.
Als ich zu Hause war, hatte ich noch ein paar Briefe zu schreiben und ein paar Artikel aufs Band zu sprechen.

Normalerweise geht mir das sehr flott von der Hand. Ich diktiere meistens Sätze so auf das Band, daß sie sofort geschrieben werden können. Also setzte ich mich an meinen Schreibtisch und begann. Nach dem zweiten Satz wußte ich nicht mehr, was ich im ersten sagte. Das Band lief mehr nach hinten als nach vorne. Als das nichts wurde, fing ich an zu schreiben. Nachdem ich eine Zeile geschrieben hatte, wußte ich nicht mehr, was ich weiterschreiben wollte. Der Sinn des begonnenen Satzes hatte mit dem vom 2. Teil nichts mehr zu tun. Ich merkte sehr bald, daß ich keinen Erfolg bei meinem Tun hatte. Ich habe an diesem Abend mein **Be-Mühen** (im wahrsten Sinne des Wortes) aufgegeben. So setzte ich mich vor den Fernsehapparat und ging danach schlafen. Am nächsten Morgen liefen die Briefe und die Diktate hervorragend und in gewohnter Schnelligkeit. Die legasthenischen Symptome vom Vorabend führe ich auf die Tomaten zurück.

Diese Geschichte gab mir zu denken. Ich mußte das Experiment nicht noch einmal wiederholen. Ich habe früher auch gerne und viel Tomaten gegessen. Aber man kann durchaus lernen, auch auf Dinge, die man immer gegessen hat, zu verzichten. Das ist eine generelle Haltung, die natürlich auch etwas mit Lebensphilosophie zu tun hat. Wir sollten auf das, was wir kennen, nicht überfokussiert sein. Wenn wir den Fokus etwas zurücknehmen, erkennen wir erstens die Wirkung, zweitens das riesige Angebot, das uns außer Tomaten, Paprika, Erdbeeren und Kiwi zur Verfügung steht.

III. Mein persönliches Erlebnis mit einer emotionalen Allergie

Während meiner Kinesiologie-Ausbildung lernte ich, daß Paprika, Tomaten und Erdbeeren Allergien im emotionalen Bereich auslösen. Ich konnte es einfach nicht glauben, denn ich ernährte mich hauptsächlich von diesem Gemüse und Obst.

Ich hatte meiner Meinung nach keine Spur von einer Allergie. Daher aß ich mein Lieblingsobst und -gemüse weiter.

Eines Tages bemerkte ich, daß ich schon wochenlang von diesen Nahrungsmitteln nichts mehr gegessen hatte. Durch das E-K-Übungsprogramm konnte ich diese Dinge lassen, ohne daß es mir schwerfiel. Ich hatte einfach »keine Ladung mehr darauf«.

Nach etwa einem halben Jahr der »Abstinenz« war ich bei einer Freundin zum Abendessen eingeladen. Dort gab es Salat – bestehend aus Paprika, Tomaten, Bohnen und Thunfisch. Ich dachte: »Jetzt sehe ich mir an, was an dem Ganzen wirklich wahr ist.« Mit Genuß aß ich den Salat. Er schmeckte mir ausgezeichnet, und ich langte reichlich zu. Zum Abschluß des Dinners gab es noch Erdbeeren mit Sahne. Ja, auch das schmeckte mir!

Am nächsten Morgen war mir beim Aufstehen schon recht eigenartig zumute. Ich hatte keine körperlichen Beschwerden. Aber meine Stimmung und meine Laune waren nicht sehr günstig. Dies zeigte sich erst richtig, als ich mit meinen Kunden und meinen Mitarbeitern sprach. Ich war aggressiv, ungeduldig, schnippisch, böse, verspürte aufsteigende Wut – und das alles, obwohl es von außen her keinen Anlaß dazu gab. Ich fragte mich ständig selber: »Was ist denn nur los?« Das launenhafte Verhalten kannte ich an mir von früher. Pausenlos fiel ich von einer Stimmung in die andere, und das jahrelang. Ich lebte damit, ich sah es als einen Teil meiner Persönlichkeit. Doch diesen Zustand hatte ich irgendwann durch meine täglichen E-K-Übungen »verloren«. Plötzlich war er wieder da – und mein Verhalten kam selbst mir sehr eigenartig vor.

Erst am Nachmittag brachte ich meinen Zustand mit dem Abendessen des Vortages in Zusammenhang. Die Geschichte war in kurzer Zeit überstanden, als mir Kim Übungen zeigte, die meine abgefallene Energie wieder auf Hochtouren brachten. Dieses Erlebnis half mir sehr, die emotionalen Auswirkungen von Allergien besser zu vestehen.

Do-Ri Rydl

Paprika

Erinnern Sie sich noch an die zwei übergeordneten Regeln der Allergologie? Siehe dazu das Kapitel über die Grundsätze der allergologischen Ernährungslehre. Es gibt in der Allergologie einen dritten Satz:

»Gemüse oder Früchte, deren Kerne sehr nahe beim Obst sind, bringen energetische Imbalancen.«

Man kann mit Recht sagen, selbst wenn wir beim Paprika das ganze Kerngehäuse herausschneiden, nützt das nichts. Denn Gemüse und Kerngehäuse haben ähnliche Zusammensetzungen. Also sollten wir auch Paprika von unserer Essensliste streichen.

Jetzt höre ich schon die ersten Allergiker ausrufen: »Was soll ich denn überhaupt noch für ein Gemüse essen!!?« Alleine dieser Gedanke läßt uns erkennen, daß wir es hier mit versteckten Allergien zu tun haben. Sie schränken unseren Blickwinkel derart ein, daß wir nur durch einen ganz schmalen Schlitz sehen. Wir sehen nur noch Tomaten und Paprika. Das ganze andere Spektrum in seiner Vielfalt wird nicht erkannt.

Erdbeeren (die Edelfrucht)

Alle Jahre wieder gibt es Erdbeervergiftungen und dadurch ausgelöste Kreislauf- und Allergieschocks. Von alters her war die Erdbeere eine sehr seltene Frucht und entsprechend teuer. Ursprünglich war die Erdbeere eine wilde Pflanze, die an Waldlichtungen gedieh. Jedes zweite oder dritte Jahr konnte man 2 oder 3 Früchte ernten, die wunderbar dufteten und himmlisch schmeckten. Doch heute haben wir das vergessen. Die Erdbeerpflanze wurde kultiviert, und sie wird heute auf großen Feldern angebaut und tonnenweise angeboten.

Aber diese Frucht hat mit dem eigentlichen Urgeschmack der Erdbeere kaum noch etwas zu tun. Sie ist also nicht mehr in ihrer natürlichen Form. Das, was früher eine Delikatesse, Köstlichkeit und Seltenheit war, gibt es heute jeden Tag – aber in welcher Qualität!

Kiwi

In dem Kapitel »Warum kinesiologische Ernährung?« habe ich die Geschichte der Kiwi schon beschrieben. Die Kiwi ist heute vom Preis her für alle erschwinglich. Daher werden auch viele Kiwi gegessen. Wir finden die Frucht im Obstsalat, es gibt Konserven und Kiwischnäpse etc. Es wird deutlich, wie schnell ein Allergen in unsere Ernährung rückt und wie beliebt es plötzlich wird.

Die Kiwi ist eine ferne exotische Frucht und hat immer noch den Numbus, etwas Wertvolles zu sein. Uns muß bewußt werden, daß solche Modeerscheinungen Akzente setzen, die wie im Fall der Kiwi Allergien auslösen. Nicht selten habe ich erlebt, daß Menschen nach dem Genuß von nur einer Kiwi Kreislaufschwierigkeiten bekamen. In manchen Fällen hielt die Kreislaufschwäche bis zu 30 Stunden an. Man muß sich nur einmal umhören. Viele Leute wissen das und sagen beispielsweise: »Ja, es macht etwas mit mir! Ich bekomme immer ganz rote Backen, aber sie schmeckt doch so gut.«

Ein kleiner Hinweis von mir: **Innere Freiheit ist das, was ich nicht brauche und worauf ich verzichten kann.**

Die Milch

Die Milch ist segensreich als Nahrung für Neugeborene und junge Tiere. Im Alter von ca. 2 Jahren ist ein Mensch energetisch gesehen, im Hinblick auf die Nahrung, ein Erwachsener. Das heißt, wenn er kein Kalb ist und kein Säugling mehr, dann braucht ein Mensch ab dem zweiten Lebensjahr garantiert keine Milch mehr. Jetzt höre ich schon, wie jeder sagt: »Die segensreiche Milch.« Und jeder preist sie an.

Es ist bei der Milch ähnlich wie beim Honig. Die Milch kann Arzneimittel sein. Gesunde brauchen nicht jeden Tag Arzneimittel. Mit Arzneimitteln macht man auch keine Prophylaxe, das heißt, man kann sich durch Zuvieleinnahme von Arzneimitteln keine Gesundheit zulegen.

Jetzt werden die nächsten Stimmen laut: »Ja, aber wo bekomme ich mein Calcium her?« Milch ist chemisch gesehen eine Emulsion, das heißt eine sehr feine Verteilung von Fett in Wasser. Wenn wir Milch trinken und sie kommt in den sauren Magen, dann wird die Emulsion gefällt. »Gefällt« ist ein Begriff in der Fachsprache und bedeutet: Fett und Wasser trennen sich wieder. Die Fettphase verkäst und schließt das Calcium ein. Das Calcium, das in der Milch vorhanden ist, kann somit vom Körper nicht resorbiert werden.

Hier haben wir die Situation, daß **Chemiker** eine Analyse erstellen und sagen: »Das und jenes ist in der Milch alles enthalten.« Der **Ernährungsphysiologe** sagt: »Ja, wenn da so viel Calcium darin ist, dann müssen wir so und so viel Milch trinken, um den täglichen Bedarf des Körpers an Calcium zu decken.« Hier stehen sich die verschiedenen Fachbereiche im

Weg. Die Chemiker sehen nur die Analyse, also die Inhaltsstoffe, und der Ernährungsphysiologe sagt uns, wieviel Nährstoffe der Mensch am Tag braucht. Calcium ist sehr wichtig für Wachstum, für Knochenbildung, für Fingernägel usw.

Die beiden Fachbereiche haben ihre Aussage gemacht und streng nach Fachbereich trifft jeder seine Entscheidung. Die jeweilige Entscheidung wird dabei getroffen, ohne daß das Zusammenspiel der Organe und Organ-Energien ausreichend berücksichtigt würde.

Aus diesem Blickwinkel müssen wir auch die Werbung der Lebensmittelindustrie sehen, wenn Milch angepriesen wird. Es ist ja mittlerweile jedem bekannt, daß die Europäische Gemeinschaft verschiedene Überschüsse produziert. Den sogenannten Butterberg haben wir schon seit vielen Jahren. Die Milch wird billig produziert und muß weg. Man macht daraus Butter, denn die kann länger gelagert werden. Alleine der Butterberg und die Lagerung kosten Jahr für Jahr Millionen. Wenn wir uns jetzt einmal überlegen, wie das nach dem Krieg war. Es gab Milchgeschäfte, aber nicht an jeder Ecke. Da konnte man Milch, Sahne, Dickmilch aus dem Pott kaufen. Mehr gab es in dem Laden nicht. Von diesem Zeitpunkt an bis zum heutigen Tag hat die Milchwirtschaftsindustrie einen riesigen Aufschwung genommen. Wenn wir heute in einen Supermarkt gehen, gibt es da eine meterlange Theke mit Milchprodukten. Außerdem gibt es Supermärkte fast an jeder Ecke. Wenn wir uns jetzt einmal in Erinnerung rufen, was in den letzten 10 Jahren alles aufgetaucht ist. Früher gab es Joghurt, dann kam Kefir auf. Als die Ernährung nach Kalorien gerechnet wurde, gab es einen Magerjoghurt, einen Normaljoghurt und einen Sahnejoghurt. Im weiteren Verlauf kamen immer mehr Produkte, in denen Milch verarbeitet wurde, auf den Markt.

Joghurt

Auf dem Balkan wurde der »Natur«-Joghurt zu gewissen Mahlzeiten gegessen, manchmal erst danach. Dieses Ritual ist auf bestimmte Zeiten festgelegt. Joghurt wird von den Menschen dort auf keinen Fall aus Genußgründen gegessen. Wie ist das denn in unseren Breiten? Wir kannten früher überhaupt keinen Joghurt! Es ist höchstens einmal passiert, daß die Milch im Sommer bei Gewitter zum falschen Zeitpunkt sauer wurde. Dann gab es Dickmilch. In meiner Jugend füllten wir die Milch in Schalen und ließen sie einfach stehen. Sie wurde sauer und wurde als Dickmilch gegessen. Jetzt essen wir jeden Tag Joghurt und das zu jeder möglichen und unmöglichen Zeit. Wir essen also fast jeden Tag Joghurt, und genauso ist es mit verschiedenen anderen Lebensmitteln auch. Die Lebensmittelindustrie hat sich sehr viel einfallen lassen, um Milch zu verwerten. Wenn wir Joghurt so essen würden, wie es in den Ländern, wo es heimisch ist (Türkei – Balkan), produziert wird, dann hätten wir ein sehr kleines Milchregal, in diesem würden drei bis vier Joghurtbecher vergammeln. Da der Geschmack des Ur-Joghurts weiten Bevölkerungskreisen nicht zusagt, wurden verschiedene Mittel eingesetzt, damit uns die verschiedenen Milch-Joghurt-Zubereitungen auch schmecken. Wir müssen uns einen Becher von dieser Joghurt- Zubereitung hernehmen und einmal aufmerksam lesen, was darin enthalten ist: Zucker, naturidentische Aromastoffe, Gelier- und Konservierungsmittel, Farbstoff, Fruchtzusätze usw. Wir erhalten Produkte, die ausgezeichnet schmecken und den Gaumen stimulieren. Nur nebenbei sei gesagt, sie tragen auch zu Allergien bei. Lange Zeit nur auf der energetischen Ebene. Später, wenn die Energie aus der Balance ist, treten klinische Allergien auf, und das Immunsystem wird geschwächt.

Der gehäufte Verzehr von Joghurt führt zu Imbalancen im

Darmtrakt. Hier befindet sich auch ein großer Teil des Immunsystems, und hier wird auch die Basis gelegt für die verschiedensten Krankheiten. Zunächst treten meist energetische Allergien auf. Später entwickelt sich eine sogenannte Lebensmittelsucht. Wir werden auf das Allergen süchtig und kaufen es immer wieder.

Ständig wird uns suggeriert: »Milch ist gesund, Kalzium ist wichtig, Joghurt stärkt den Darm.« Wir belügen uns dann selbst, indem wir uns sagen: »Aha, ich esse etwas Gesundes. Gleichzeitig hat es noch wenig Kalorien und schmeckt süß.« Irgendwo fühlen wir, daß es unsere Süchte und Lüste befriedigt.

Wir sollten also lernen, aus dem großen Regal der »**Milchprodukte**« nur **Butter und Sahne** herauszunehmen, denn das sind Fette. Das andere sollten wir besser liegen lassen. Was Milch und Milchprodukte angeht, so ist die Null-Lösung sehr zu empfehlen.

Käse

1. Hartkäse: Aus zehn Liter Milch wird ca. 1 kg Hartkäse. Das heißt, Käse ist sehr trocken und entzieht dadurch dem Körper viel Flüssigkeit. Zum zweiten ist er sehr salzig. Da die meisten Menschen zu wenig Wasser im Körper haben (siehe Kapitel über Wasser), ist es nicht günstig, Hartkäse zu essen. Zum einen trocknet er den Körper aus, zum anderen bringt er zuviel Salz in den Körper. Unser Körper hat sowieso zuviel davon, da wir auch eine Menge versteckte Salze zu uns nehmen (siehe Kapitel Salz).

2. Weichkäse ist etwas günstiger, wobei unter Weichkäse folgende verstanden werden: Gervais, Philadelphia usw., aber sollten auf keinen Fall Quark oder Schichtkäse essen!

10. Wie sieht nun die Praxis aus?

Essensplan

Grundsätze: 1. **Vor dem Essen** ein bis zwei Gläser Wasser trinken und die Nilpferd-Übung je 30mal turnen.

2. **Nach dem Essen** (7 Minuten danach) Bekken-Achten 20mal turnen.
Wasser soll erst nach weiteren 10 bis 15 Minuten getrunken werden.

3. Während des Essens **nichts** trinken!

Morgens: Wir sollen den Tag auf jeden Fall mit einem Glas Wasser beginnen.

1. Frühstück: Suppe aus Miso
gekochte Kartoffeln mit Butter
Kartoffelsuppe
GRÜNER Tee

2. Frühstück: EINE Sorte Obst und Gemüse (roh)

Mittags: Salat – immer nur EINE Sorte
Gemüse – gekocht, gedämpft oder blanchiert
Kartoffeln – in beliebiger Zubereitung

In der Zeit von 14–16 Uhr üben wir uns in Nicht-Essen.

Abends: Das Abendessen soll in der Zeit von 16–18 Uhr stattfinden. Essen wir später, turnen wir vor

dem Essen das Nilpferd je 60mal und die Bekken-Achten nach dem Essen 40mal.

Gemüse
Getreide, Nudeln **ODER** Brot
Fisch, Geflügel, Fleisch

Frühstück

Der Satz »**Frühstücken wie ein Kaiser**« hat überhaupt keine
Berechtigung, wenn wir die energetische Komponente betrachten und Allergiefreiheit leben wollen. Dieser Spruch, wo
immer er auch her sein mag, ist unserer Gesundheit nicht sehr
zuträglich. Beim Frühstück gibt es die beiden Gegenpole.
Einmal haben wir das gute abgerundete, amerikanische Frühstück mit allem, was dazu gehört. Dann gibt es das sogenannte
Joga-Frühstück.
Das Joga-Frühstück ist für jeden Menschen mit normaler
Konstitution machbar. Es ist ganz einfach, aber es ist ein
bißchen Umstellung notwendig. Wir sollten es einmal für ein
paar Tage ausprobieren. Dann werden wir sehen, ob es für
uns zuträglich ist oder nicht.

Meine eigene Erfahrung mit dem Frühstück

Als ich in meiner Jugend zum Frühstück Brötchen aß und
danach zur Schule ging, war ich immer müde. Im Urlaub war
ich oft im Zeltlager, und wir sind sehr viel gewandert. Oft
hatten wir morgens nach dem Aufstehen nichts zu essen. Wir
haben nur Tee getrunken, bauten unsere Zelte ab und sind
weitermarschiert. Mir fiel auf, daß es mir am Vormittag wesentlich besser ging als zu Hause. Um 11.00 Uhr hatte ich
richtig Hunger.

Es gab nur Mittag- und ein zeitiges Abendessen. Das war phantastisch! (Interessant ist, daß buddhistische Mönche in Thailand auch nur zweimal essen.) Kaum war ich zurück vom Zeltlager und mußte zu Hause frühstücken, stellte sich wieder die gleiche Wirkung ein.

Esser werden erzogen und nicht geboren! Das ist ein Spruch von unseren Urgroßeltern. Essen ist Gewohnheitssache. Man kann sich auch zum richtigen Essen umerziehen! Probieren Sie es aus!

Wenn man den Körper morgens in seinen Ausscheidungsbemühungen durch die richtige Ernährung unterstützt, kann das unserer ganzen Energie sehr wohl tun. Wir sind nicht so schlapp und haben keine »Anlaufphase«.

Früher hatte ich arbeitsbedingt keine Möglichkeit zum Frühstücken. Ich mußte morgens um 4.30 Uhr aufstehen, die Frühstückspause in der Firma war um 9.30 Uhr. Dazwischen lagen einige Aktivitäten, die es nicht möglich machten, eine Frühstückspause, wie auch immer, einzulegen. Doch ich wußte mir zu helfen und probierte das Jogafrühstück.

Jogafrühstück

Das Jogafrühstück wird in der indischen Medizin empfohlen. Es besteht aus 5–7 grünen, getrockneten Pfefferkörnern, die gar nicht so scharf sind, wie wir uns das vorstellen. Dazu kommt die folgende Mischung, die Sie selbst zubereiten können: 100 g Obstessig und 100 g Honig werden in einer Flasche gut geschüttelt. Jetzt haben wir unser Frühstück fertig.

Wir kauen die Pfefferkörner gut und trinken 1 Schnapsglas voll von der Obstessig-Honig-Mischung hinterher. Der Rest in der Flasche reicht noch für weitere Frühstücke dieser Art. Es war für mich fast nicht zu glauben, aber mein Hunger war weg. Ich konnte mühelos diese fünf Stunden vom Aufstehen bis zur ersten Pause durchhalten. Ich war energetisiert, habe an Essen überhaupt nicht gedacht, konnte wunderbar arbeiten und freute mich dann wirklich um 9.30 Uhr auf mein Frühstück.

Es ist, wie so vieles im Leben, nicht eine Frage des Philosophierens oder Diskutierens. Es ist vielmehr eine Frage des Tuns. Wir sollten das Jogafrühstück einfach eine bis zwei Wochen oder einen Monat lang ausprobieren und beobachten, was passiert. Eine Umstellung bedarf immer einiger Tage, denn wir sind in unseren Verhaltensmustern teilweise über Jahrzehnte festgefahren. Gönnen wir unserem Körper ein paar Tage oder Wochen, damit er sich umstellen kann. So finden wir heraus, was für uns die richtige und bessere Art zu frühstücken ist.

Wem das Joga-Frühstück zu spartanisch erscheint, wer von seiner Familie die »Kündigung« erhält, kann mit Üppigerem aufwarten. Es empfiehlt sich, morgens als erstes **Miso-Suppe** zu essen. Miso ist eine milchsäurevergorene Paste aus Soja, Gerste, Reis oder Buchweizen. Neuerdings gibt es Miso auch mit Hefe – aber bitte nicht für uns. Auch sollten wir von Hatcho-Miso Abstand nehmen! Die energetisch besten Miso-Arten sind aus Gerste und Buchweizen. Die Miso-Suppe ist schnell zubereitet. Die Paste wird nur im heißen Wasser aufgelöst. Das kommt unserer »Instant-Generation« sehr entgegen.

Das Miso reinigt den Körper, stabilisiert die Darmflora und unterstützt den Körper morgens bei der Ausscheidung. Anfangs kann es manchmal passieren, daß die Verdauung »zu gut« funktioniert. Dies ist ein Reinigungsprozeß, der sich jedoch bald wieder normalisiert.

Auf der letztjährigen **E-K-Erlebniswoche** in Piesendorf/Salzburg lebten wieder alle Teilnehmer (im Alter von 5–75 Jahren) 8 Tage unter anderem nach den kinesiologischen Ernährungsregeln. Anfangs konnten sie sich nicht vorstellen, mit Miso-Suppe und ein paar Kartoffeln den ganzen Vormittag auszuhalten. Am zweiten Tag bemerkten viele gar nicht, daß sie »nur« Suppe gegessen hatten und satt waren bis zum Mittag. Als ich sie auf ihren Hunger ansprach, verneinten sie.

Wer meint, mit Miso-Suppe allein nicht auszukommen, kann hinterher Kartoffeln mit Butter, etwas Sojasoße und grünem Pfeffer essen.

Wir wissen ja bereits, daß grüner Pfeffer alle unsere Energien gleichmäßig balanciert.

»Um Gottes Willen! Morgens Kartoffeln!«

Es ist in vielen Bereichen unseres Landes noch gar nicht so lange her, daß morgens Kartoffeln zum Frühstück gereicht wurden, teilweise bis nach dem letzten Weltkrieg. In den dreißiger Jahren waren Kartoffeln am Morgen in vielen ländlichen Gebieten üblich. Eine alte Bauernweisheit sagt über die Kartoffel: **Morgens gekocht, mittags gestampft und abends in Scheiben.**

Es ist nur eine kleine Umgewöhnung. Sie sollten es einfach einmal ausprobieren. Wenn wir morgens Miso-Suppe und Kartoffeln gegessen haben, kann die nächste Mahlzeit aus Obst bestehen. Aber auch hier gilt die Regel – immer schön mono! Also **eine Sorte** Obst. Der Menge selber sind keine Grenzen gesetzt.

Das zweite Frühstück

Ich höre schon die streßgeplagte und sich ständig sorgende Mutter: »Was gebe ich meinen Kindern mit in die Schule?« Ganz einfach! Obst und Wasser. Wenn das erste Frühstück zu Hause in der energetisch richtigen Art eingenommen wird,

111

kommen die Kinder trotz geistiger Anforderungen mit **einer Sorte Obst** spielend über die Runden. Auch in diesem Fall gibt es keine Mengenbeschränkung. Haben die Kinder bis nachmittags Unterricht, können Sie ihnen Buchweizen-Auflauf oder Bratlinge etc. einpacken. Das kann kalt gegessen werden, und die Regel »Getreide erst ab 16.00 Uhr« wird nicht verletzt. Buchweizen zählt nämlich nicht zum Getreide! Sie sehen schon, das Kapitel »Frühstück« ist sehr umfangreich. Gerade weil das Frühstück einfach sein soll, gibt es viel zu erklären. Das Frühstück entscheidet über den Start in den neuen Tag. Darum sollen wir uns damit wirklich auseinandersetzen, unsere Gewohnheiten überdenken und uns zumindest für drei Wochen für die neue Art entscheiden. Dann erst ist es möglich, sich eine eigene Meinung darüber zu bilden.

Mittagessen

Mittags können wir Salat, Gemüse und Kartoffeln in den verschiedensten Variationen essen. Beachten sollten wir, daß die **Rohkost als erstes** gegessen wird. Wir wissen bereits, »mono« ist die Devise! Wenn wir erst nach 14.00 Uhr zum Mittagessen kommen, gibt es natürlich keinen Salat mehr. Die Vitamine etc., die wir uns zuführen würden, stehen in keinem Verhältnis zu den Folgen einer Gärung im Körper mit all den Abbauprodukten, die uns schwer zu schaffen machen.

Abendessen von 16–18 Uhr

Ab 16 Uhr gibt es Körner! Mono-Getreide oder Brot, Gemüse, Fleisch, Geflügel oder Fisch stehen auf dem Speisezettel.

»Ja, was mach' ich denn nur? Ich komme erst um 19 Uhr nach Hause!« Ruhig Blut, denn die Antwort ist einfach. **Übungen!** Hier stellt sich gleich die nächste Frage: Warum üben wir? Wenn wir üben, können wir die physiologischen Abläufe des Körpers für das Verdauen und vieles mehr aktivieren. Damit wird Energie für die Nahrungsaufnahme und -verwertung bereitgestellt. In diesem Buch gibt es einen Übungsteil. Dort finden Sie, was wir tun müssen, um auch noch später essen zu können. Mit den Übungen belastet uns das Essen zu späterer Stunde nicht zu sehr, und es stört nicht den Schlaf.

Der Moment der Ruhe (Das Tischgebet)

Damit sich das Essen auch auf uns einschwingen kann und wir Dankbarkeit empfinden können, daß wir zu essen haben, ist es günstig, vor dem Essen den **Moment der Ruhe** einzuhalten. Der Moment der Ruhe hat auch eine Wirkung auf die besondere Verträglichkeit der Speisen, die vor uns auf dem Tisch stehen. Viele Leute sind bei dem Wort »beten« gestreßt oder sie haben eine andere philosophische Auffassung. Das steht hier außer Zweifel und gar nicht zur Diskussion. Tatsache ist, daß wir uns auf das Essen einschwingen sollen. Dazu können wir einfach ein paar Sekunden die Hände zusammenlegen. Oder wir sitzen ein paar Augenblicke schweigend vor unserem Essen. Selbstverständlich können wir auch ein kleines Tischgebet laut oder leise sprechen. Egal wie, lieber Leser. Die Wirksamkeit des Moments der Ruhe ist garantiert!
Jene Menschen, die Beweise dafür brauchen, sollen wissen, daß man die Wirkung mit verschiedenen Testmethoden sicht- und fühlbar machen kann.

11. Betrachtungen, die wir ernst nehmen sollen

Direkte und indirekte Nahrungsmittel-Erkrankungen

Direkte Nahrungsmittel-Erkrankungen können wir relativ schnell entdecken. Uns wird irgendwann bewußt, daß uns, wenn wir ganz bestimmte Dinge essen, schlecht wird oder wir uns am nächsten Morgen nicht gut fühlen. Plötzliche Kopfschmerzen plagen und Blähungen drücken uns. Oft tauchen solche Phänomene nicht sofort auf. Wir essen etwas, das unserer Energie nicht bekommt, und zwei, drei Tage später macht sich das bemerkbar. Menschen in unserer Umgebung finden die sogenannte »logische Erklärung«: »Das Essen gestern war nichts für dich.« Wir sind ohne Grund agressiv und führen das einfach nur auf eine schlechte Nacht zurück. Wir kommen aber nicht auf die Idee, daß der Auslöser für diese Symptome bereits einige Tage zurückliegt.

Bei den **indirekten** Nahrungsmittelerkrankungen sieht es so aus, daß durch falsche Ernährung eine Organ-Energie und dadurch in weiterer Folge nach einigen Jahren auch das Organ direkt geschädigt wird. Uns ist aber nicht bewußt, daß Allergieschübe oder Infekte in der kalten Jahreszeit durch die Ernährung ausgelöst werden. Müdigkeit während des Tages und emotionelle Imbalancen an bestimmten Wochentagen hängen ebenfalls mit der Ernährung zusammen.

Das alles über Selbstbeobachtung herauszufinden, ist etwas schwierig. Aber es ist nicht unmöglich!

Der erste Schritt zur Selbstdiagnose

Wenn es uns nicht gutgeht, ist es wichtig, daß wir zuerst **still werden.** Die Stille ist nötig, um an uns und in uns etwas wahrnehmen zu können. Die Wahrnehmung weist den Weg zur Selbsterkenntnis.

Abnehmen

Abnehmen zu müssen, streßt unseren Körper! Es gibt viele, die unterziehen sich ganz bestimmten Diäten, essen fast nichts oder fasten sogar. Sie werden trotzdem nicht dünner. Wir müssen wissen, daß versteckte Allergien im Körper das Abnehmen verhindern können. Das soll aber jetzt keine Entschuldigung für Leute sein, die nie abnehmen, weil sie auch nicht weniger essen und ihre Ernährung nicht richtig zusammenstellen oder umstellen wollen.

Manche reduzierte Ernährungsmethoden empfehlen, sich nur von Brötchen und Milch über Wochen hindurch zu ernähren. Bevor wir mit einer solchen Diät beginnen, muß vorher ganz klar sein, daß keine Allergie auf bestimmte Körner vorliegt! Es kann nämlich sein, daß wir mit den Brötchen und der Milch gerade unsere Allergie fördern. Das zeigt sich so: Obwohl wir weniger essen, nehmen wir nicht ab. Im Gegenteil! Manchmal nehmen wir sogar noch zu!

Was ich hier unterstreichen will ist, daß wir nicht einfach »wild« drauflos abnehmen sollen. Der Organismus hat Streß aus folgenden Gründen:

1. Durch das Abnehmen entsteht im Körper eine Giftkonzentration.
2. Mit jedem dahinschwindenden Pfund verlassen auch viele Emotionen den Körper, es kann Streß entstehen.

Wir müssen den Körper in eine gute energetische Kondition bringen. Damit das Abnehmen so etwas wie eine Priorität für ihn wird. Erst einmal ist es sinnvoll, sich vernünftig zu ernähren und Übungen zu machen. Selbst das kann bereits ein Abnehmen bewirken.

Für alles, was wir am Körper ändern und verändern wollen, muß er ja Energie zur Verfügung stellen. Wenn wir wenig Energie haben, können wir den Körper nicht noch zusätzlich stressen, indem wir nun einfach irgendeine Diät oder Fastenkur anfangen. Das Resultat ist dann sehr zweifelhaft. Wir kasteien uns, und wenn das Ergebnis danach nahezu Null ist, ist das nicht gerade sehr erbauend.

Wenn wir öfter Anlauf nehmen, und es klappt immer wieder nicht, resignieren wir. Warum haben wir keinen Erfolg? Der Körper war auf das Abnehmen nicht vorbereitet.

Zunehmen

Im anderen Fall gibt es Leute, die zunehmen wollen und es nicht schaffen. Auch das streßt den Körper! Hier haben wir es in erster Linie mit bestimmten Allergien zu tun und natürlich auch mit den entsprechenden Emotionen, die mit den Organ-Energien verbunden sind. Was passiert bei den meisten Menschen, die zunehmen wollen und es nicht schaffen?

Wir müssen generell verschiedene Gruppierungen unterscheiden. Die erste Gruppe stopft und mampft, was irgendwie in den Körper hineinpaßt. Die zweite ißt ganz vernünftig, und die dritte Gruppe ißt nach Kalorienwerten. Mit Mühe und Not nehmen sie ein oder zwei Kilo zu. Aber plötzlich gibt es einen Energieeinbruch. Migräne oder ein Infekt zum Beispiel zwingt sie ins Bett. Danach stellen diese Leute fest, sie haben mehr abgenommen, als sie kurz vorher zunahmen. **Warum?** Merken Sie bereits, was hier los ist? Wo kommt der Infekt her? Natürlich von einem schwachen oder aus der Balance geratenen Immunsystem. Die Ursache dafür liegt meistens in der Ernährung. Sie sehen, hier sind dieselben Auslöser wirksam wie bei den Übergewichtigen. Auch hier haben wir es mit versteckten Allergien zu tun, die sich jedoch nur ins Gegenteil umkehren. In diesem Zusammenhang noch einen treffenden Ausspruch über Kalorien. Leider kann ich mich nicht mehr erinnern, wo ich ihn her habe. Er ist mir jedoch sehr eindrücklich in Erinnerung.

Kalorien

Wer seine Nahrung nach Kalorien bemißt, ist mit einem Menschen zu vergleichen, der einen Schrank nach seinem Heizwert kauft. (Dem Urheber danke ich an dieser Stelle für diese sehr zutreffende Aussage.)

Essen und Urlaub

Viele Touristenländer haben sich auf die gute deutsche Küche eingerichtet. Aber viele wollen ja gar nicht deutsch, sondern sie wollen so wie die Einheimischen speisen. Siehe da – verschiedene Landesgerichte schmecken uns hervorragend. Wenn wir aber dasselbe, was wir im Urlaub gegessen haben, zu Hause essen, dann schmeckt es nicht so gut. Das hängt natürlich auch mit dem betreffenden Land zusammen, mit den Leuten, mit der Sonne, dem Wind und dem Klima.
Im Urlaub müssen wir nicht zur Arbeit. Da können wir

länger schlafen, und wann wir morgens aufwachen, ist auch egal. Wir können zu allen möglichen Tages- und Nachtzeiten alles Erdenkliche essen und trinken. In verschiedenen Urlaubsländern wird dem Alkohol tagsüber mehr zugesprochen, als wir das täten, wenn wir arbeiten würden. Im Urlaub vermögen wir den Rhythmus zu leben, den wir uns immer schon gewünscht haben. Auf gut deutsch: »Wir gammeln!« Wenn unser Alltag zu Hause beginnt, bräuchten wir eigentlich Urlaub vom Urlaub.

Liebe Leserin, lieber Leser, haben Sie schon einmal daran gedacht, im Urlaub einen Lebensstil auszuprobieren, der Sie in Ihrer Erholung unterstützt? Der Urlaub stellt eine gute Trainingszeit dar. Wir können lernen, wie wir in Zukunft zu leben vermögen, ohne uns durch falsche Ernährung und durch Nichtüben noch mehr zu stressen. Wenn Sie meinen, es von alleine nicht zu schaffen, bietet sich unsere jährlich stattfindende E-K-Erlebniswoche in Piesendorf/Salzburg als ideale Starthilfe an.

Das Verhalten im Urlaub gibt uns auch eine zusätzliche Information über uns selbst. Wenn wir im Urlaub vorwiegend Dinge tun, die unserer Gesundheit nicht sehr förderlich sind, ist auch das ein Ausdruck der versteckten Allergien und Süchte.

Die »Null-Bock«-Philosophie

Versteckte Allergien können das körpereigene Energiepotential soweit herabsetzen, daß sich daraus eine »Null-Bock«-Lebensphilosophie entwickelt. Wir haben bereits eine »Null-Bock«-Generation. Deren Lebensphilosophie wird immer beliebter, denn alles, was »anturnt« und »worauf man abfährt« ist »in«. Alles, was mit Lernen, Wachsen, Erleben, Empfinden, Anwenden und Arbeiten zu tun hat, ist »out«. Diese Menschen leben vielfach nur noch nach außen. Es beginnt zunächst mit energetischen Imbalancen, die im Körperinneren Störungen hervorrufen. Da sie nicht lernen, auf diese inneren Störungen zu hören und etwas dagegen zu unternehmen, suchen sie immer mehr Ablenkung von außen. Dadurch kann die innere Imbalance halbwegs ertragen werden. Wenn wir beobachten, was diese Menschen anziehen, wie sie leben, in welchen Räumen sie sich aufhalten, was sie essen und welche Musik sie hören, kann man nur sagen: Empfindung ist »null« und Lebensgestaltung ist »out«.

An den »Null-Bock«-Menschen, die diese Philosophie vertreten, kann man sehr genau sehen, wie konsequent Imbalancen gelebt werden können. Ich kann nur jeden auffordern, genau **dieselbe Konsequenz in der Balance** zu leben. Der Weg dahin führt über die Kontaktaufnahme zum eigenen Inneren und zu unserem Selbst. Durch die innere Balance erreichen wir in sinnvoller Art und Weise die äußere.

Haben wir einen Vertreter der »Null-Bock«-Philosophie in unserem Bekanntenkreis, so wissen wir, wie schwierig es sein kann, mit ihm überhaupt in Kontakt zu kommen oder mit ihm in Frieden und Harmonie zu leben. Man kann nur hoffen, daß man einen solchen Menschen »nur« als Freund hat, denn Freunde kann man wechseln.

in +	out =	Null Bock
Gammeln	sinnvolle Bewegung	energetische Auswirkungen
gelangweilt sein	Lernen + Arbeit	Blockade im Lungen-Meridian
Rauchen	sich mit seinem Inneren auseinandersetzen	motorische Unbeweglichkeit
»anturnende« Musik in voller Lautstärke	wahren Lebenssinn erkennen	körperliche Haltungsschäden
finstere, dunkle Räume	Schuhe putzen	die Wahrnehmung fehlt
Süßigkeiten in jeder Form und Menge	Ruhe + Stille	versteckte Allergien
nur tun, was einen tatsächlich freut	Freundlichkeit	Nebennieren pausenlos in Habtacht!-Stellung
zerrissene, schmutzige Klamotten	Interesse, Anteilnahme oder Freude empfinden und zeigen	stumpfer Gesichtsausdruck
grelle Schock-Farben	Lachen	Mangel an geistiger Beweglichkeit
zuckende Lichtspiele	Fröhlichkeit	vermitteln Angst, sie anzusprechen

schwarze Kleidung	Mut
Null-Bock-Gesichtsausdruck	Kreativität
Totensymbole und destruktive Bilder	Kommunikation mit Autoritätspersonen
	Philosophie in »rechter Art und Weise«

12. Das Motto für die neunziger Jahre

Die weiseste aller Tugenden
ist die entschlossene **Tat.**
Das tägliche Üben unterstützt
die Entscheidungskraft dazu.

TEIL II

Die Übungen

1. Wie erreichen wir eine Balance aller physiologischen Abläufe?

Übungen sind eine wichtige Voraussetzung für die Balance aller physiologischen Abläufe. Ich verstehe unter Übungen sinnvolle motorische Bewegungen, die unsere Energie in positiver Weise unterstützen. Bewegung, die ich meine, ist nicht als sportlicher Wettkampf gedacht oder im Sinne von »Turnvater Jahn«. Energetisch sinnvolle Bewegung stärkt den Körper und aktiviert die Energie. Der weitere Ansatz ist natürlich, daß wir über das Essen hinaus noch andere Dinge balancieren müssen. Ist die emotionale Ebene zum Essen neutral, können wir Dinge sein lassen, ohne daß wir uns ständig etwas verkneifen müssen. Ganz leicht akzeptieren wir, daß unser Körper sich balancieren kann, auch wenn er nicht dauernd alles mögliche zum Essen bekommt. Wenn all das, was bis jetzt gesagt wurde, keiner Diskussion mehr bedarf, dann sind wir bereit, die nächste Stufe zu gehen.

Bewegung für den Körper

Die nachstehenden Übungen und Mudras sind mit großer Sorgfalt aus einem vielfältigen Bewegungsangebot ausgewählt worden. In Hunderten von Fällen brachten sie Hilfe bei den verschiedensten Indikationen. Die Übungen dienen zur Unterstützung des Selbstheilreflexes unseres Körpers und ersetzen **keine** medizinische Behandlung.

Tun ist die Devise

Jede Übung ist genau beschrieben und durch Bilder illustriert. Doch Ansehen alleine wird nicht viel helfen. Sie sollten **sofort** zur Tat schreiten und jede einzelne Übung durch Tun selbst kennenlernen. Die ebenfalls angegebene Anzahl der Wiederholungen sollte auch eingehalten werden. Sie ist unerläßlich, wenn wir wirklich in unserem Körper etwas verbessern wollen. Übungen nur halbherzig und zu wenig ausgeführt sind »Kosmetik« und lassen uns die Flinte sehr bald wieder ins Korn werfen. Wie oft haben Sie schon eine Methode begonnen und nach kurzer Zeit wieder wegen Mangel an Erfolg fallengelassen?

Bevor wir nun mit den Übungen beginnen, sollten Sie ein bis zwei Gläser Wasser trinken.

So, nun wünsche ich Ihnen frohes Bewegen!

Zur Zentrierung der Atmung
Golden Twist

Wir stehen, die Beine sind hüftbreit auseinander, die Füße zeigen nach vorn, die Knie sind locker und die Arme seitlich in Schulterhöhe angehoben.

Wir halten den Kopf gerade und konzentrieren uns auf einen Punkt in Augenhöhe.

Wir drehen den Oberkörper abwechselnd nach rechts und links, während die Augen weiterhin den Punkt beobachten. Jede Seite 35mal! Wir beachten dabei, daß die Arme während des Drehens in einer geraden Linie mit den Schultern bleiben.

Während des Drehens:

Beim Einatmen drücken wir unsere Zunge gegen den Gaumen, beim Ausatmen legen wir die Zunge wieder nach unten. Der Golden Twist soll mindestens 2mal täglich geturnt werden!

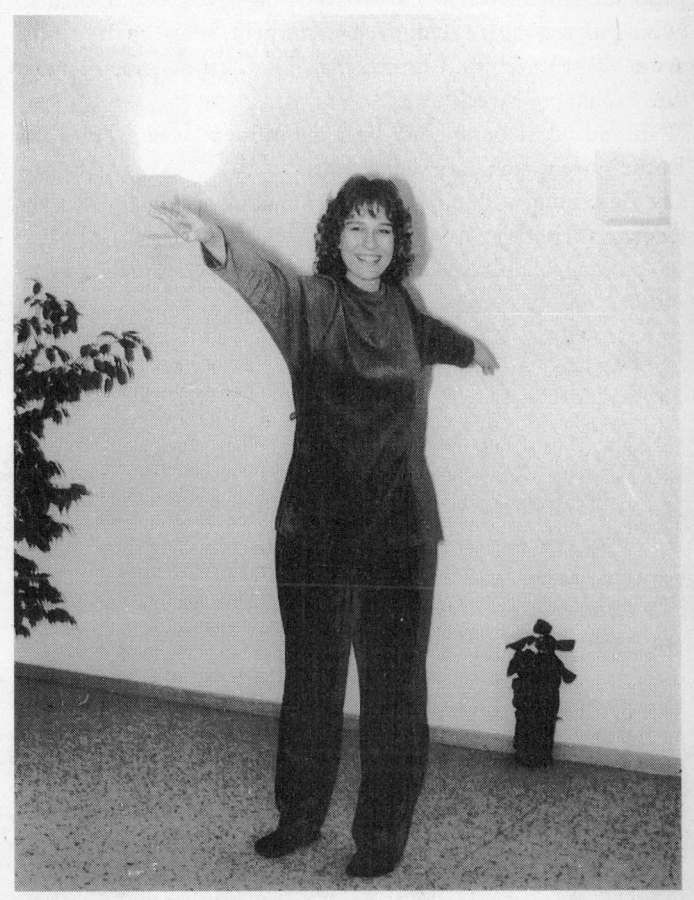

Vor dem Essen
Das Nilpferd

Wir stehen aufrecht, die Knie sind gebeugt, die Füße parallel, und die Zehen zeigen nach vorne.

Nun schwingen wir mit den Armen nach vorne und zurück. Während der rechte Arm nach vorne geht, schwingt der linke Arm nach hinten und umgekehrt. Die Arme bleiben soweit wie möglich gestreckt.

Während der Übung sind die Knie **immer** gebeugt, und das Becken dreht sich ganz leicht mit.

Die Bewegung soll mindestens je 30mal bis zwei Minuten vor **jeder** Mahlzeit getan werden.

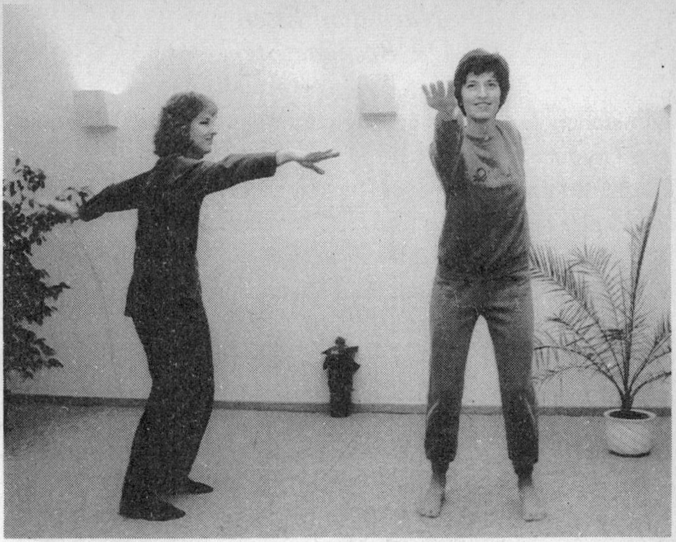

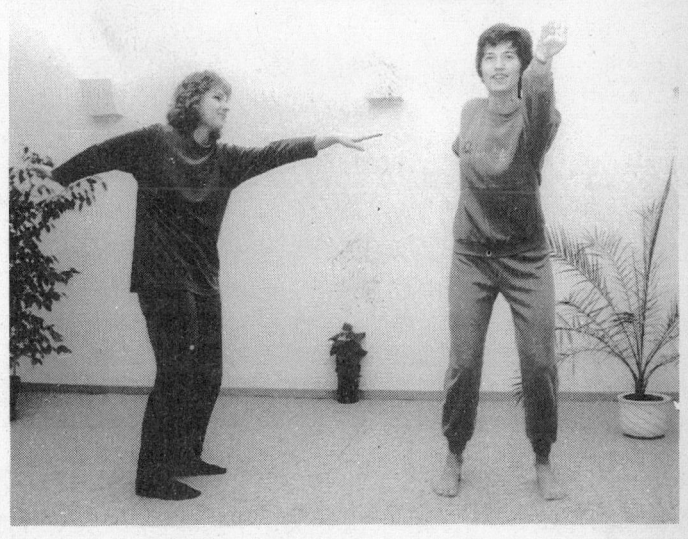

129

Nach dem Essen
Die Beckenachten

Wir stehen mit leicht gebeugten Knien, die Füße hüftbreit auseinander.

Die Arme sind hinter dem Rücken ausgestreckt, die Daumen ineinander verschränkt.

Mit den Hüften machen wir jetzt in einer Vor- und Rückwärtsbewegung eine Acht. Der Oberkörper bleibt aufrecht.

Wir atmen tief ein und aus.

Circa 7 Minuten nach dem Essen mindestens 20 Beckenachten in angegebener Weise durchführen.

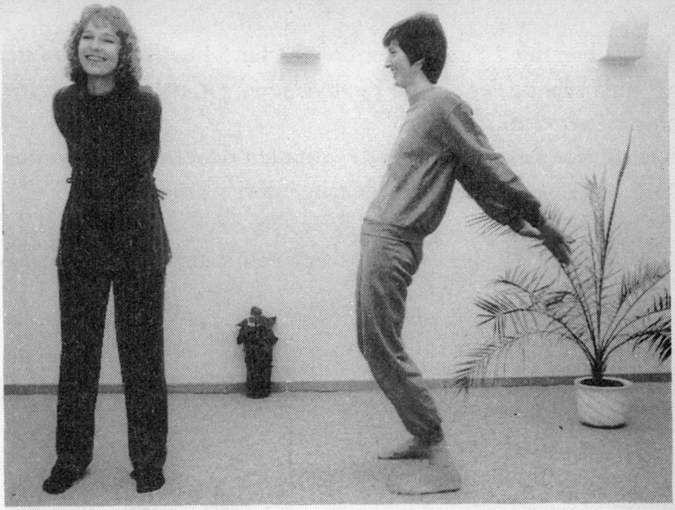

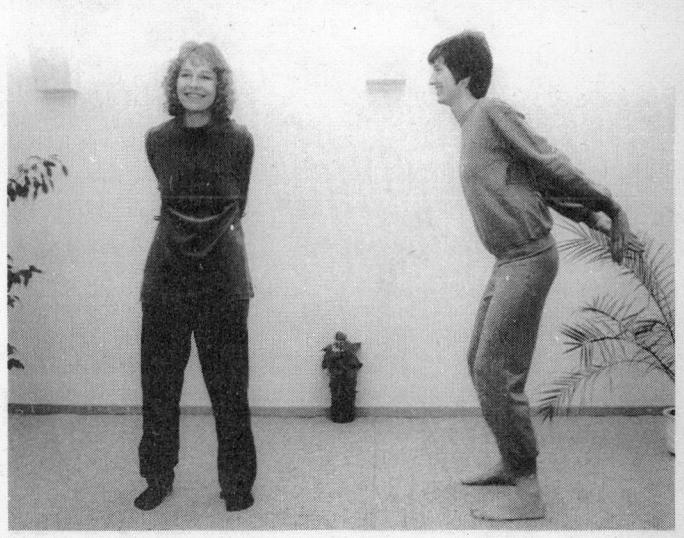

Wenn uns nicht gut ist

Wir reiben mit 2 Fingern der linken Hand eine Reflexzone am rechten Handgelenk. Den Punkt finden wir am radialen Ende der Handgelenksfurche.

Das sanfte Reiben sollte 4–12 Minuten dauern, öfter am Tag und auch bei Bedarf extra durchgeführt werden.

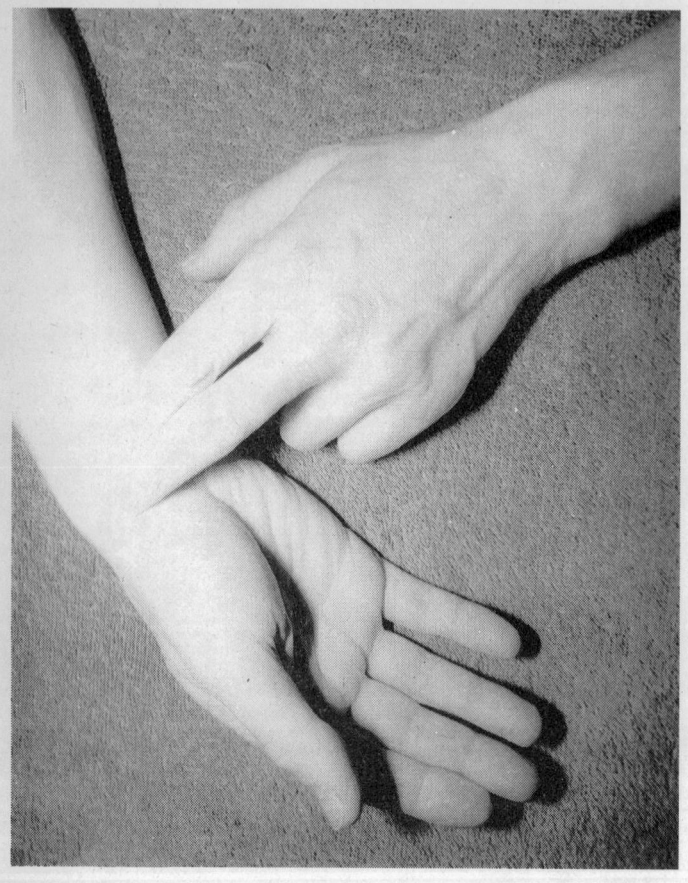

Magenverstimmung
Mudra-Balance

Rechte Hand: Daumen und Zeigefinger zusammenlegen.
Linke Hand: Das äußerste Zeigefingerglied auf den Daumen-
nagel legen.
Diese Handstellungen mindestens 6 Minuten halten. Mit mindestens 2 Minuten Abstand 6mal täglich (und so oft wie
möglich) wiederholen.
Selbst wenn der Magen scheinbar wieder in der Balance ist,
sollte das Mudra weitere 2–3 Tage angewendet werden.

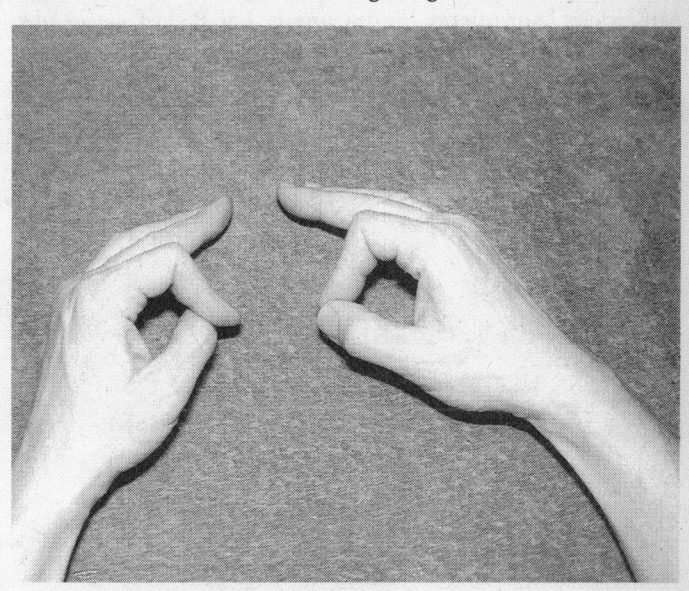

Frustessen
Mudra-Balance

Dieses Mudra verwenden wir, wenn wir Frustration und emotionale Imbalancen mit Essen kompensieren wollen.

Rechte Hand: Daumen, Zeige- und Ringfinger zusammenlegen.

Linke Hand: Das äußerste Daumenglied auf den Zeigefingernagel legen.

Das Frustessen-Mudra mindestens 5x täglich jeweils 5 Minuten halten. Der Minimumabstand beträgt 5 Minuten.

Außerdem kann dieses Mudra immer bei Bedarf verwendet werden, denn wer so seine Finger hält, kann nicht essen.

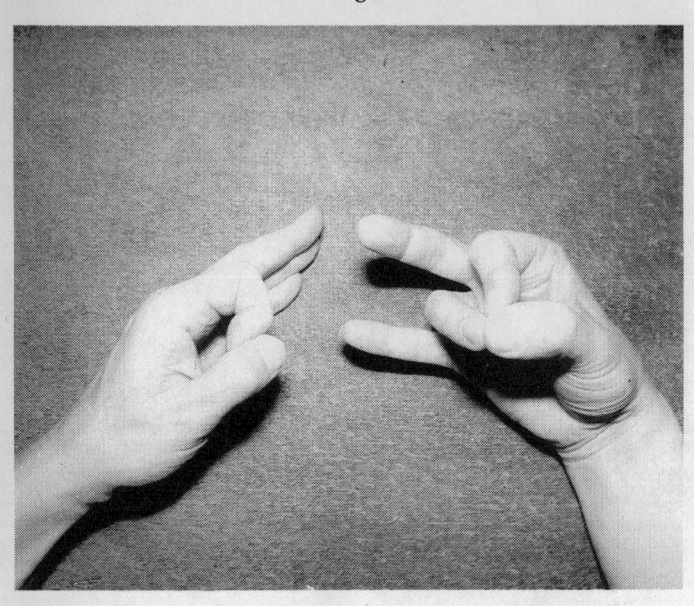

2. Noch ein Wort zu den Mudras

Durch das Halten bestimmter Fingerstellungen werden unsere Handreflexzonen aktiviert. Dies hat einen balancierenden Effekt auf den ganzen Körper. Unter dem Titel »Gesundheit in unseren Händen« erscheint demnächst im Knaur Verlag ein Buch über die Mudras. Zum gesamten Übungsprogramm muß ich noch sagen, daß es kein Zuviel gibt. Bei allen Übungen und Mudras handelt es sich um ein Anregen der körpereigenen Energie. Daher gibt es keine Überdosierung.

TEIL III

Die Rezepte

Rezepte

Den Tag richtig beginnen – Frühstück

Gerichte für das Mittagessen

Speisen ab 16 Uhr – Abendessen

*Für ganz besondere Anlässe –
Kuchen und Süßspeisen*

Der folgende Rezeptteil beinhaltet Zubereitungen von Speisen, die nahezu alle auf der jährlich stattfindenden E-K-Erlebniswoche in Piesendorf/Salzburg den Teilnehmern serviert werden. Sie sind schmackhaft, einfach und vor allem für den Körper sehr bekömmlich. Die Rezepte sollen eine Anregung sein, seiner eigenen Phantasie, ausgehend von den Grundregeln einer organenergetisch richtigen Ernährung, freien Lauf zu lassen.

Ich danke an dieser Stelle Helga Breidel in Wien. Sie ist auf der E-K-Erlebniswoche für unser aller leibliches Wohl verantwortlich. Alle lieben sie, denn Liebe geht ja bekanntlich durch den Magen.

Den Tag richtig beginnen

Frühstück

EINFACHE MISOSUPPE

Pro Person ein bis zwei Tassen Wasser zum Kochen bringen, ein bis zwei TL Miso in lauwarmem Wasser anrühren und in das nicht mehr kochende Wasser einrühren. Noch 5 Min. ziehen lassen und nach Lust und Laune mit Zwiebel, Schnittlauch oder anderen Kräutern garnieren und genießen.

KNOBLAUCHRAHMSUPPE

Zutaten: 30 g Reformmargarine, 50 g Zwiebel, 50 g Porree, ⅛ l Sahne, ⅛ l Wasser, 25 g Weizen fein gemahlen, 0,4 l Gemüsebrühe, 2 EL Sahne, 6 mittelgroße Knoblauchzehen, fein zerdrückt, Herbamare-Kräutersalz, Muskatnuß, evtl. grüner Pfeffer.

Zubereitung: Feingehackte Zwiebel und Porree in Reformmargarine andünsten, mit gemahlenem Weizen bestäuben und mit dem Sahne-Wasser-Gemisch ablöschen. Bechamel 20 Min. aufkochen lassen und mit Gemüsebrühe verdünnen. Gewürze beifügen und die Suppe nach Möglichkeit im Mixer pürieren und mit Schlagsahne verfeinern.

CHINESISCHES REISGERICHT

Zutaten: 350 g Naturreis, ¾ l Wasser, 1 Bund Suppengrün,
2 TL Curry, 1 TL Herbamare-Kräutersalz, 1 TL Gemüsebrühe, evtl. 250 g Champignons oder Mungobohnen gekeimt, 600 g kleine Zwiebeln, 2 Msp.
Herbamare-Kräutersalz, ½ Tasse Wasser, 250 g geräucherter Tofu.

Zubereitung: Das kleingeschnittene Suppengrün in Reformmargarine oder Butter leicht anbraten, Reis etwas mitrösten,
dann die blättrig geschnittenen Pilze oder die abgetropften
Sprossen dazugeben, Wasser und Gewürze ebenfalls. Reis ca.
40 Min. kochen (zugedeckt) und ca. 20 Min. nachquellen lassen. Die Zwiebeln schälen und im Ganzen zusammen mit
½ Tasse Wasser, etwas gewürzt mit Tamari und Kräutersalz,
20 bis 30 Min. leicht kochen.
Den fertigen Reis gibt man in eine feuerfeste Form, legt oben-
drauf die Zwiebeln und streut geriebenen Käse oder geräu-
cherten Tofu darüber. Dies gibt man 3–5 Min. unter den Grill
oder ca. 15 Min. in den auf 275 Grad vorgeheizten Ofen.

INDISCHE BRATKARTOFFELN

Zutaten: 2 Zwiebeln, Öl, Curry nach Geschmack (evtl. 2 EL), 1 kg gekochte Kartoffeln, 3–4 Eier, 2–3 EL geriebener Käse, Herbamare-Kräutersalz, grüner Pfeffer.

Zubereitung: Die gehackten Zwiebeln im Öl (Butter, Reformmargarine) goldig dünsten. Curry und geschälte blättrig geschnittene Kartoffeln hineingeben und braten. Die Eier mit dem Käse verrühren, mit Kräutersalz und grünem Pfeffer aus der Mühle würzen, über die Bratkartoffeln gießen. Pfannendeckel daraufsetzen und bei kleiner Flamme 10 Min. backen lassen.

SESAM-MISOSUPPE MIT BROCCOLI

Zutaten: 2 Tassen Brokkoli, 1 l Wasser, ½ Tasse gerösteter Sesam (Gomasio), ¼ Tasse Miso, evtl. Erstpreßöl oder Reformmargarine zum Sautieren.

Zubereitung: Brokkoliröschen vom Stiel trennen, Stiel in kleine Stücke schneiden, Gemüse mit Wasser oder evtl. leichter Gemüsebrühe zum Kochen bringen, ½ Tasse Wasser zurückbehalten und darin die Brokkoliröschen separat in einem offenen Topf kochen, damit sie ihre schöne grüne Farbe behalten. Das Kochwasser zur Suppe geben und die Röschen aufheben. Sesamsamen in trockener Pfanne leicht braun rösten, in der Moulinette oder im Mörser zerkleinern. Das Miso und etwas Gemüsebrühe darunterrühren und alles in die Suppe geben. Nicht mehr kochen, nur noch einige Minuten ziehen lassen und mit den Brokkoliröschen servieren.

Gerichte für das Mittagessen

KARTOFFEL-KROKETTEN

Zutaten: 500 g Kartoffeln, 60 g Weizen, frisch und fein ge-
mahlen, 2 EL Vollkornsemmelbrösel, ½ TL Herba-
mare-Kräutersalz, 2 TL Kümmel, 2 Dotter, 1 kleines
Stückchen Butter, Eiklar, Vollkornsemmelbrösel,
Reformmargarine, Butter oder Eden-Kokosfett zum
Ausbacken.

Zubereitung: Kartoffeln kochen, schälen, durchdrücken oder
reiben, etwas auskühlen lassen und dann mit den übrigen
Zutaten zu einem Teig verkneten, den man zu daumendicken
Nudeln (Kroketten) formt. Eiklar leicht schaumig schlagen,
darin die Kroketten wälzen, in den Bröseln wenden und nicht
zu rasch in der Pfanne rundherum goldgelb backen.

GRATINIERTE KARTOFFELN MIT KOHL

Zutaten: 1 kg Kartoffeln, 600 g Kohl, 2 Eier, ¼ l saure Sahne,
2 TL Miso, Biofit-Gemüsebrühe, 100 g Bergkäse,
2 Zwiebeln, Knoblauch, Kümmel.

Zubereitung: Kartoffeln kochen, schälen, blättrig schneiden.
Kohl waschen, Zwiebeln würfeln und in etwas Reformmargarine andünsten, grob geschnittenen Kohl daraufgeben und
kurz zugedeckt etwas weich werden lassen. Mit Biofit-(Herba-
mare-)Knoblauch und evtl. Basilikum würzen. Kartoffeln zur
Hälfte in eine gut gebutterte Auflaufform schichten, etwas
Kräutersalz darübergeben, die Kohlmasse darauf verteilen
und die restlichen Kartoffeln darüberschichten. Saure Sahne
mit Eiern, Miso und Käse verquirlen und über die Kartoffeln
gießen. Bei 200 Grad ca. 30 Min. backen.

MISOBURGER

Zutaten: 2 Tassen gekochter Reis, 1 mittlere Zwiebel, fein gehackt, 1 geh. TL Tahin (Sesammus), 1 Bund Petersilie, evtl. 2 Stangen Frühlingszwiebeln, 1 TL Miso, ½ Tasse Tofu, etwas Tamari.

Zubereitung: Reis mit den übrigen Zutaten und dem mit einer Gabel zerdrückten und mit etwas Tamari gewürzten Tofu verkneten, evtl. mit Knoblauch würzen und mit leicht befeuchteten Händen kleine flache Bratlinge formen. In Sesamöl oder anderem Erstpreßöl, Reformmargarine oder Eden-Kokosfett knusprig backen. Mit Salat oder leichtem Gemüse servieren.

MISOSUPPE MIT TEMPEH

Zutaten: 1 Tasse Kohl oder Chinakohl, ½ Tasse Karotten,
½ Tasse Champignons oder andere frische Pilze,
1 Tasse Zwiebeln, 1 l Wasser, 1 Paket Tempeh,
¼ Tasse Miso.

Zubereitung: Gemüse fein schneiden und in Schichten in den
Kochtopf geben. Als unterste Schicht die Pilze, dann den
Kohl, die Zwiebel, die Karotten mit Wasser oder stillem Mineralwasser aufgießen und zugedeckt auf kleiner Flamme garen.
Tempeh in dünne Streifen schneiden und in etwas Erstpreßöl
oder Reformmargarine (Butter) leicht anbraten. Nicht mehr
kochen, nur noch ziehen lassen. Mit dem in kleine Würfel
geschnittenen Tempeh servieren.

SCHONEND GEKOCHTES KARTOFFELGULASCH

Zutaten: Kartoffeln, Zwiebel, Gewürze (Gemüsebrühe, Herbamare-Kräutersalz, Kümmel), Miso, Butter, evtl. frische Kräuter.

Zubereitung: Zwiebel in Wasser andünsten, Kartoffeln gut bürsten und waschen, dann in Würfel schneiden und mit genügend Wasser und Gewürzen kochen. Nach dem Kochen angerührtes Miso dazugeben sowie Butter und evtl. frische Kräuter.

KARTOFFELPUFFER MIT GERAFFELTEN ÄPFELN

Zutaten: 500 g Kartoffeln, eher mehlige, fein reiben, 2 Zwiebeln, mitreiben, ½ TL Herbamare-Kräutersalz, 5 EL Weizenvollmehl, ½ TL Weinstein-Backpulver, 2–3 Eier, 3 TL Miso, 2 säuerliche Äpfel, reiben. (Variation: Pilze, ger. Zwiebel, Petersilie, Dill, Knoblauch.)

Zubereitung: Aus den Zutaten einen weichen Teig bereiten, er sollte ca. 15 Min. zum Quellen gut zugedeckt stehen. Erstpreßöl, Reformmargarine (Butter) oder Eden-Kokosfett in der Pfanne mäßig erhitzen, mehrere kleine Puffer gleichzeitig ausbacken. Mit Salat, Gemüse oder Apfelmus (Original) servieren.

LINSENSPROSSENBRATLINGE

Zutaten: 2 Tassen gekeimte Linsen (ca. 3 Tage), 300 g Kohl, 100 g Zwiebeln, 2 Eier (oder evtl. Biobin), 3 EL Vollkornbrösel, 2 EL Vollsojamehl, 2 EL frisch gemahlener Weizen, 1 TL gem. Kümmel, Herbamare-Kräutersalz, Tamari, grüner Pfeffer aus der Mühle, Vollkornbrösel zum Wenden, Reformfett oder -margarine zum Ausbacken.

Zubereitung: Kohl und Zwiebeln sehr fein schneiden, Linsensprossen gut spülen und abtropfen. Zwiebeln in Margarine oder Butter andünsten, Kohl und Kümmel dazugeben und alles kurz überdünsten (zudecken), mit 2–3 EL Wasser ablöschen und nochmals kurz weiter dünsten, die Linsensprossen, Herbamare-Kräutersalz, Tamari und grünen Pfeffer dazugeben, kurz durchdünsten und überkühlen lassen. Eier oder Biobin, Vollkornbrösel und Mehl unterrühren, mit den Händen gut durchmischen. Aus der weichen Masse eßlöffelvoll in die Brösel geben, darin Bratlinge formen und in wenig Reformfett (Margarine oder Butter) goldgelb braten.
Beilage: Frischkost, gewürfelte und in Butter leicht gar gebratene Kartoffeln, Kartoffelsalat, Kartoffelbrei etc.
Tip: Wenn man anstelle der Eier das Bindemittel Biobin von Tartex verwendet, sollte man evtl. noch 1–2 EL Flüssigkeit (Wasser oder Sahne) dazugeben.

MISOBRATÄPFEL

Zutaten: 4 mittelgroße Äpfel, 3 TL beliebige Nüsse, gehackt und geröstet, 2½ TL Miso, ½ TL geriebene Zitronenschale, Zimt.

Zubereitung: Nüsse, Miso und Gewürze mischen und in die vom Kerngehäuse befreiten Äpfel füllen. In einer gefetteten Auflaufform bei 190 Grad 20 Min. backen.

SPEZIAL-BOHNEN-AUFSTRICH

Zutaten: 250 g Bohnen, Gemüsebrühe oder Herbamare-Kräutersalz, 3 Eier (hartgekocht), 1–2 EL Erstpreß-öl, Bohnenkraut, 1 Zwiebel, grüner Pfeffer.

Zubereitung: Bohnen putzen, brechen, in Gemüsebrühe oder Salzwasser mit dem Bohnenkraut ca. 30 Minuten weichkochen.
Eier schälen und Eiweiß vom Dotter hineinpassieren, Eiweiß fein hacken und bis auf 1 EL dazugeben.
Die Bohnen auskühlen lassen, Öl dazugeben, bis eine streichfähige Masse entsteht, mit Kräutersalz und Pfeffer abschmecken und mit restlichen Eiwürfeln bestreuen.
Für Eilige: Alles faschieren, Gewürze und Öl dazumengen und mit dem Schnittlauch bestreuen.

TARTEXAUFSTRICH

Zutaten: ¹⁄₁₆ kg Butter, 1 Tube Tartex (Sorte Kräuter, Gourmet oder Exquisit), 1 kleine Zwiebel, feinst gehackt, 1 Bund Schnittlauch, feinst gehackt, 1 kleine Gewürzgurke, beliebige Verzierung (z. B. Radieschen), ¹⁄₁₆ kg Quark (20 %), 1 TL 8-Kräuter-Mischung, 1 TL Sesam oder Leinsamen.

Zubereitung: Butter, Quark und Tartex sehr schaumig rühren und dann die übrigen Zutaten ganz leicht daruntermengen.

ZUCCHINIBRATLINGE

Zutaten: 1 kg Zucchini, 3 Eier, 150 g Buchweizen, 1 Zwiebel, evtl. Knoblauch, Herbamare-Kräutersalz, Reformkokosfett zum Ausbacken.

Zubereitung: Zucchini grob raffeln, Buchweizenflocken und Eier dazugeben, Zwiebel hacken und unterrühren.
Mit Knoblauch, Herbamare-Kräutersalz, evtl. mit gehackter Petersilie abschmecken, kurze Zeit ziehen lassen, dann mit einem Eßlöffel kleine Bratlinge in das heiße Fett setzen und von beiden Seiten knusprig backen.
Beilage: Kartoffeln, Salat.
Tip: Falls keine Buchweizenflocken zur Hand sind, kann man auch 150 g nicht zu fein gemahlenen Buchweizen verwenden, jedoch mindestens 10 Minuten ziehen lassen.

GLUTENSCHNITZEL MIT PIKANTEM KARTOFFELSALAT

Zutaten: 4 Seitangluten aus dem Glas, 1 kg speckige Kartoffeln, 1 Apfel, 1 Zwiebel, Milerb-Kräuter-de-Provence, 2 Essiggurken, 2 EL Crème Fraîche oder
Mayonnaise (aus Erstpreßöl), Schnittlauch zum Verzieren, Feldsalat, Löwenzahn u. ä. Wildkräuter zum
Untermengen.
Marinade: ¼ l Gemüsebrühe (aus d. Kochwasser
der Kartoffeln), 1 EL Senf, 2 EL Erstpreßöl, 2 EL
Apfelessig, 1 TL Herbamare-Kräutersalz, grüner
Pfeffer, evtl. Mineralwasser, 1 TL Ahornsirup, 4 EL
saure Sahne, 2 EL Crème Fraîche oder Mayonnaise.

Zubereitung: Glutenschnitzel (evtl. zusätzlich mit Knoblauch
oder Milerb-Kräutern würzen) wie Wienerschnitzel panieren
oder zuerst in dickerem Mehlteig wenden (ohne Ei, nur mit
Wasser), dann in Vollkornbrösel panieren und in Reformfett
nicht zu heiß ausbacken.
Marinade für Kartoffelsalat gut verrühren, die gekochten,
geschälten und geschnittenen Kartoffeln, Äpfel und Zwiebel
sowie Gurken jeweils klein geschnitten hinzufügen, ziehen
lassen, mit Schnittlauch verzieren, evtl. etwas Feldsalat oder
feingeschnittene Wildkräuter untermengen.

KARTOFFEL-SPROSSEN-GRATIN

Zutaten: 750 g Kartoffeln, 250 g Karotten, 500 g Sprossen von grünen Sojanen (Mungobohnen), Herbamare-Kräutersalz, grüner Pfeffer, oder anstatt Karotten: Kohl, Zwiebel und Frühlingszwiebel verwenden. Tamari-Sojasauce, 500 g saure Sahne, ¼ l heißes Wasser und 1 TL Gemüsebrühe, 2 EL gehackte Petersilie.

Zubereitung: Kartoffeln schälen und in ½ cm dicke Scheiben schneiden, ebenso die Karotten, Sprossen gut schwemmen, in etwas Reformmargarine mit Tamari kurz anrösten. Evtl. Zwiebel in Reformmargarine rösten, Kohl dazugeben, mit Tamari und Knoblauch würzen. Alles in eine Auflaufform schichten, jede Lage leicht mit Kräutersalz oder Tamari würzen und mit grünem Pfeffer aus der Mühle bestreuen. Sauerrahm glattrühren und als oberste Schicht auf dem Gemüse verteilen. Gemüsebrühe im Wasser auflösen und über den Rahm gießen.
Bei 200 Grad 60 Minuten backen. Danach noch ca. 15 Min. im abgeschalteten Backofen stehen lassen.

KARTOFFELGRATIN MIT GEMÜSE

Zutaten: 1 kg Pellkartoffeln, 500 g Kohl, 1 Zwiebel, ¼ l saure
Sahne, 1–2 Eier, 50 g geriebener Käse, Knoblauch,
Kümmel, Basilikum, Tamari, etwas Herbamare-
Kräutersalz, Petersilie.

Zubereitung: Kohl grob schneiden und mit gehackter Zwiebel
leicht andünsten, mit Knoblauch, gemahlenem Kümmel, Basilikum, Tamari, evtl. Kräutersalz würzen. Kartoffeln schälen
und blättrig schneiden.
Auflaufform mit Butter fetten, eine Schicht Kartoffeln mit etwas Kräutersalz und gemahlenem Kümmel in die Form legen,
den Kohl daraufstreichen und die restlichen Kartoffeln dar-
überlegen.
Mit einer Mischung aus saurer Sahne, Eiern, (evtl. Muskatnuß)
geriebenem Käse übergießen, mit Butterflöckchen bestreuen
und ca. 20–25 Min. bei 200 Grad im Ofen überbacken. Mit
gehackter Petersilie bestreut servieren.

BLUMENKOHL MIT BUCHWEIZEN ÜBERBACKEN

Zutaten: 1 größere Rose Blumenkohl, 4 EL Buchweizen, frisch und fein gemahlen, ½ l Milch oder Wasser, ½ Dose Tartex Exquisite, Herbamare-Kräutersalz oder Biofit, Muskatnuß, Butter oder Reformmargarine.

Zubereitung: Blumenkohl in größere Stücke geteilt in etwas Wasser mit Herbamare oder Biofit, Gemüsebrühe, halb weich dünsten. In eine befettete Auflaufform legen.
Das restliche Kochwasser mit etwas Milch oder Gemüsebrühe auf ½ l auffüllen und mit 4 EL Buchweizenmehl sämig einkochen. Mit Muskatnuß, evtl. Kräutersalz, abschmecken, Tartex und etwas Butter unterrühren und auf dem Blumenkohl verteilen. Mit Butterflöckchen bei 200 Grad ca. 20 Min. im Ofen überbacken.
Als Beilage Ofenkartoffeln (müssen vorher in den Ofen, da sie ca. 40 Min. brauchen!).

SAHNE-JOGHURT-KNOBLAUCHSAUCE

Zutaten: 1 Becher saure Sahne, 1 Becher Sanogurt, 2–3 Knoblauchzehen, Erstpreßöl, grüner Pfeffer, Dill, Schnittlauch, Kräutersalz.

Zubereitung: Sahne, Sanogurt, Kräutersalz und Pfeffer mit zerdrücktem (feinst gehacktem) Knoblauch und Öl verrühren und die gehackten Kräuter darunterziehen.

RUSSISCHES KRAUTGERICHT »SCHTSCHI«

Zutaten: 600 g Weißkraut oder Wirsingkohl, 1 große Zwiebel, 300 g Sauerkraut, 1 Handvoll Champignons oder 2 EL getrocknete Pilze, 1 TL Kümmel, 6–8 kleine Kartoffeln, ½ l Gemüsebrühe, Knoblauch, Basilikum, 1 Lorbeerblatt, 2 EL Butter (Reformmargarine), Herbamare-Kräutersalz, Pfeffer.

Zubereitung: Feingeschnittenes Kraut oder Kohl mit der gehackten Zwiebel und den Gewürzen in der Gemüsebrühe mit den Kartoffeln etwa 20 Min. kochen.
Die blättrig geschnittenen Pilze in der Butter mit Kräutersalz und Pfeffer kurz dünsten. Das klein geschnittene Sauerkraut zu den Pilzen mischen und kurz mit dünsten. Pilze mit Sauerkraut zum Kohl geben, mit Knoblauch und Basilikum abschmecken. Mit Sahne-Joghurt-Knoblauchsauce servieren.
Variante: Ohne Pilze und Sauerkraut; nach dem Garwerden eine Handvoll Kapern dazugeben, erhitzen und ziehen (nicht kochen) lassen.

TOFUBRATLINGE MIT BUCHWEIZEN

Zutaten: 250 g Tofu, natur, 1 Tasse gekochter Buchweizen
(evtl. Reis o. ä.), 1 große gehackte Zwiebel, ungehärtetes Kokosfett zum Ausbacken, gehackte Petersilie, Tamari, Knoblauch, grüner Pfeffer.

Zubereitung: Tofu mit der Gabel fein zerdrücken und mit
Tamari gut marinieren. Mit den übrigen Zutaten vermischen,
pikant abschmecken und knusprig ausbacken.
Beilage: Diverse Gemüse, jedes für sich gedünstet und abge-
schmeckt (z. B. Bohnen mit Dill und Knoblauch, Karotten mit
Petersilie, Erbsen mit Tamari etc.).

Speisen ab 16 Uhr

Abendessen

HIRSE MIT BLUMENKOHL ÜBERBACKEN

Zutaten: 150 g Hirse, ⅓ l Wasser, 1 Blumenkohl, 150 g Champignons oder gedämpfte Sprossen (z. B. Kichererbsen), 2 EL Kräuter (Petersilie, Dill), Herbamare-Kräutersalz, Lorbeer, Reformmargarine (Butter), 1 große Zwiebel, 2 EL geriebener Bergkäse.

Zubereitung: Wasser mit Kräutersalz und Lorbeerblatt zum Kochen bringen, Goldhirse einstreuen, nochmals aufkochen lassen und zugedeckt auf kleiner Flamme ca. 10–15 Minuten köcheln, dann noch ca. 15 Minuten quellen lassen. Hirse bitte *nicht* umrühren.

Blumenkohl in Röschen teilen und in *ganz wenig* Wasser mit Kräutersalz kernig weich dünsten. Zwiebel blättrig schneiden, in Margarine oder Butter leicht anbräunen, aus dem Fett nehmen und die blättrig geschnittenen Pilze oder die abgetropften Sprossen darin dünsten, etwas Tamari zum Abschmecken. Alles zusammen mit 1 EL Butter unter die Hirse mengen, die feingehackten Kräuter dazugeben. In eine gefettete Auflaufform einstreichen, Blumenkohl darauflegen, restliches Wasser darübergießen, mit geriebenem Käse bestreuen und Butterflöckchen darüber verteilen. Bei 200 Grad 10 bis 15 Minuten überbacken.

MISOAUFSTRICH

Zutaten: 1 Tasse Sonnenblumenkerne, ¼ Tasse Miso, ¼ Tasse heißes Wasser.

Zubereitung: Sonnenblumenkerne (oder Nüsse) in einer trokkenen Pfanne unter ständigem Rühren leicht anbräunen. Überkühlen und in der Moulinette fein mahlen. Miso mit Wasser und den Kernen zu einer cremigen Paste verrühren. Paßt auch sehr gut zu gedünstetem oder sautiertem Gemüse.

MUSSAKA MIT GRÜNKERN UND ROGGENSPROSSEN

Zutaten: 500 g Kartoffeln, Herbamare-Kräutersalz, 1 Becher saure Sahne, 1 Zwiebel, 2 Knoblauchzehen, 2 EL Butter (Reformmargarine), 250 g geschroteter, gekochter Grünkern, 100 g geräucherter Tofu, 250 g Roggensprossen, 1 EL Thymian, 2 EL Zitronensaft, ½ Becher Crème Fraîche (100 g), 150 g geriebener Berg- oder Ziegenkäse, Butter.

Zubereitung: Kartoffeln schälen und in dünne Scheiben schneiden (raffeln), dachziegelartig in eine feuerfeste Form schichten, jede Schicht mit Kräutersalz und evtl. grünem Pfeffer aus der Mühle bestreuen, Sahne an die Seiten gießen und die Kartoffeln im vorgeheizten Backofen bei 250 Grad ca. 30 Min. backen. Zwiebel und Knoblauch schälen, hacken und in der Butter glasig dünsten. Gedämpften Grünkern und Roggensprossen dazugeben und rösten. Mit Zitronensaft, Thymian, Kräutersalz und grünem Pfeffer würzen, Mischung auf die Kartoffeln verteilen, Crème Fraîche mit Käse verrühren und darübergießen. Mit Butterflöckchen 15 Min. überbacken.

KRAUT MIT SPROSSEN

Zutaten: 500 g Weißkraut, 250 g gekeimter Roggen, 2 EL Butter oder Reformmargarine, 1 Becher saure Sahne, geriebene Muskatnuß, Dill, Petersilie, gem. Kümmel, Herbamare-Kräutersalz, grüner Pfeffer aus der Mühle.

Zubereitung: Kraut grob raffeln, in der Butter zusammen mit den Roggensprossen anbraten, etwas Wasser und saure Sahne dazugeben, mit Kräutersalz und grünem Pfeffer abschmecken, sowie Kümmel und Muskatnuß, zugedeckt bei schwacher Hitze ca. 10 Min. garen. Die gehackten Kräuter untermengen und zu Getreidebratlingen etc. servieren.

ROGGENPASTETE UND KRAUT

Zutaten: 200 g Roggenschrot oder 100 g Roggen, 50 g Weizen und 50 g Grünkernschrot, 2–3 Zwiebeln, 1–2 Eier, Kräutersalz, güner Pfeffer, Milerb-Kräuter-de-Provence, 1 Prise Salbei, 2–3 EL frische Kräuter (Petersilie, Brennessel, Schnittlauch, Dill, etc.) ½ Dose Tartex exquisite.

Zubereitung: Die verschiedenen Arten Schrot mit so viel Wasser vermengen, bis ein fester Teig entsteht. Den Teig mindestens 20 Min. quellen lassen. Anschließend die gehackte Zwiebel, 1–2 Eier und die Kräuter sowie die Gewürze untermengen. Den fertigen Teig in eine gefettete Auflaufform (oder tiefes Backblech) streichen, mit Butterflöckchen belegen und im Ofen bei 200 Grad 20–30 Min. backen.

SCHNELLE WEIZENVOLLKORNBRÖTCHEN

Zutaten: 500 g Weizen, frisch und fein gemahlen, 350 g Wasser (wiegen), 30 g Hefe, 10 g (1 geh. TL) Meersalz, etwas gemahlener Weizen als Streumehl.

Zubereitung: Mehl und Wasser genau wiegen, in einer großen Schüssel Wasser und Hefe verrühren, Salz dazugeben und etwas Vollkornmehl mit dem Schneebesen einrühren, dann das restliche Mehl dazugeben und mit der Hand zu einem festen, elastischen Teig kneten, ca. 6–10 Minuten. In einer Schüssel kneten und kein Streumehl dazugeben. Ca. 15–20 Minuten zugedeckt quellen lassen (Folie oder Handtuch), Ofen auf 250 Grad vorheizen (Gefäß mit Wasser hineinstellen). Nun den Teig durchkneten, 4 Partien abteilen, 4 Stränge formen, 4–5 Teile daraus zu Brötchen formen. Auf dem Blech noch ca. 5 Min. gehen lassen, mit kaltem Wasser oder Milch (evtl. Ei) bepinseln, nach Wunsch mit Sesam oder Leinsamen bestreuen, dann ca. 25 Min. bei 250 Grad (evtl. Temperatur zurückschalten) backen.

KARTOFFELKLÖSSE MIT BUCHWEIZEN

Zutaten: 300 g Kartoffeln, 80 g Buchweizenmehl grob, 60 g
Weizenmehl fein, 2 EL Semmelbrösel, 1 Ei,
1 Stückchen Butter, 1 TL Herbamare-Kräutersalz,
100 g Zwiebeln, Petersilie, 40 g geriebenen Käse,
zerlassene Butter.

Zubereitung: Kartoffeln kochen, schälen und durch die
Presse drücken oder reiben. Nun Kräutersalz, Butter, Brösel,
Zwiebeln, Petersilie, das Ei, das Buchweizenmehl und den
feingemahlenen Weizen dazugeben und einen Teig kneten.
Acht Klöße formen und 12 Min. in Salzwasser kochen. Mit
einem Schaumlöffel herausnehmen, mit geriebenem Käse bestreuen und mit zerlassener Butter servieren bzw. die Klöße
als Beilage für beliebiges Gemüse oder Ragout verwenden.

GNOCCHI AUS KARTOFFELN

Zutaten: 500 g Kartoffeln, 100 g Weizen frisch und fein gem.,
3 EL Vollkornsemmelbrösel, 1 Ei, ½ TL Meersalz
oder Herbamare-Kräutersalz, 1 TL Butter.
Kräuterbutter: 3 EL Butter (Reformmargarine), Basilikum, Knoblauch, Salbei oder Milerb erntefrische
Kräuter.

Zubereitung: Kartoffeln kochen, schälen und heiß reiben
oder durch die Presse drücken. Mit den Bröseln, dem Weizenmehl, Salz, Ei und Butter rasch einen geschmeidigen Teig
bereiten. Von diesem kleine Stückchen abbrechen, kleine
Kugeln formen und auf bemehlter Fläche mit der Gabel flach
drücken. In Salzwasser 5 Min. kochen, herausheben und in
Kräuterbutter schwenken und mit Käse bestreut servieren.
Variation: Mit Butter-Knoblauch-Sahnesauce übergießen
und mit Käse bestreuen.

VEGETARISCHES GRAMMELSCHMALZ

Zutaten: 250 g Butter oder Reformmargarine, 50 g Sesam, Kräutersalz, 3–4 Zehen Knoblauch, 2 mittelgroße Zwiebeln, gehackt, 100 g Porree, fein geschnitten, 1 säuerlichen Apfel, gehackt.

Zubereitung: Sesam mit etwas Kräutersalz in der Pfanne leicht rösten und in der Moulinette oder Kaffeemühle fein mahlen. In die weiche Butter bzw. Reformmargarine einrühren. Fein gehackte Zwiebeln zuerst in der trockenen Pfanne Farbe annehmen lassen, dann 1 EL Butter (Reformmargarine) dazugeben und ganz kurz weiterrösten, Knoblauchzehen hineindrücken, anlaufen lassen und unter das Butter-Sesam-Gemisch mengen. Apfel in feine Würfel schneiden, in ganz wenig Butter (Reformmargarine) Farbe annehmen lassen, dann mit der Gabel fein zerdrücken und unter die Buttermasse mengen.
Porree feinst schneiden und ebenfalls darunterrühren. Nach Bedarf noch mit Kräutersalz würzen. (Vor Genuß bitte kühl stellen!)

TOFULAIBCHEN MIT KOHLGEMÜSE UND BUTTERKARTOFFELN

Zutaten: *Tofubratlinge:* 300 g Tofu, natur, 1 Bund Petersilie, 1 Ei, 2 EL Vollkornbrösel, 2 EL Weizen fein geschrotet, Brösel zum Formen, Tamari, Herbamare-Kräutersalz, 3 Jungzwiebeln, ½ Bund Dill, 1 Bund Schnittlauch, 2 EL geriebene Haselnüsse, 1 EL Zitronensaft, nach Bedarf Mineralwasser, Reformfett zum Ausbacken, Knoblauch, Bohnenkraut, Basilikum.
Kohlgemüse: 500 g Kohl, 2 Zwiebeln, 3 Knoblauchzehen, Tamari, Basilikum, Butter oder Reformmargarine.

Zubereitung:
Tofubratlinge: Tofu zusammen mit 2 EL Tamari mit der Gabel fein zerdrücken, die gehackten Kräuter und die gehackte Zwiebel daruntermengen, mit Ei, Haselnüssen, Brösel und evtl. Mineralwasser sowie Weizenschrot zu einem geschmeidigen Teig verkneten. Acht flache Bratlinge formen, in Bröseln wälzen und in Reformfett auf jeder Seite etwa 5 Minuten braten.
Kohlgemüse: Zwiebeln fein hacken und in Butter anlaufen

lassen. Den gewaschenen und grobnudelig geschnittenen Kohl darauf geben, zugedeckt fünf Minuten dünsten lassen. Gehackten Knoblauch, Tamari, Basilikum dazugeben, wieder fünf Minuten dünsten lassen, alles umrühren und noch kurz durchrösten.

Butterkartoffeln: Kartoffeln waschen, schälen und kleinwürfelig schneiden, in etwas Butter (Reformmargarine) mit Kräutersalz und etwas Kümmel zugedeckt ca. 10 Min. zart braten lassen.

DINKEL-ÖL-BRÖTCHEN

Zutaten: 1 kg Dinkel, frisch und fein gemahlen, ⅝ l Wasser,
2 TL Meersalz oder Herbamare-Kräutersalz, 10 EL
Erstpreßöl (100 g Butter), 20 g Hefe.

Zubereitung: Die Hälfte der angegebenen Wassermenge
(zimmerkalt) mit der Hefe verrühren (Schneebesen), 300 g
gemahlenen Dinkel einrühren und den Teig gut bedeckt ca.
1 Stunde gehen lassen.
Dann das restliche Wasser und 300 g gemahlenen Dinkel
daruntermengen, wieder alles mindestens 1 Stunde gehen
lassen. In den nun heftig gärenden Teig das restliche Dinkel-
mehl und das Salz (evtl. andere Gewürze wie Kümmel, Koriander oder Brotgewürz) einkneten und dann erst das Öl bzw.
die Butter darunterkneten. Nochmals ½ Stunde gehen lassen
und danach beliebige Brötchen formen. Auf ein gefettetes
Blech legen, mit Wasser, Milch oder zerschlagenem Ei bestreichen und mit Sesam, Leinsamen, Kümmel, Mohn etc. bestreuen.
Nun nochmals ca. 15 Min. gehen lassen (Vergrößerung der
Brötchen um ungefähr die Hälfte des Volumens).
Inzwischen das Backrohr auf 250 Grad vorheizen und ein
flaches Gefäß mit heißem Wasser auf den Boden des Back-
rohrs stellen (Schwadenbildung).

Nach dem Aufgehen die Brötchen in das Rohr schieben (mittlere Höhe), nach 10 Minuten auf 170 Grad zurückstellen und 10 Minuten backen.

HAFERRISOTTO

Zutaten: 300 g Haferkörner, 1 große Zwiebel, 100 g Sellerie
– evtl. Staudensellerie, 100 g Champignons, 100 g
Sonnenblumenkerne, 300 g grüne Erbsen, 2 EL
Butter, 1 Bund Dill, Herbamare-Kräutersalz, Koriander, Gemüsebrühe, 50 g geriebener Käse.

Zubereitung: Den Hafer über Nacht in etwa ½ l Wasser einweichen. Am nächsten Tag die gehackte Zwiebel in der zerlas-
senen Butter glasig dünsten, würfelig geschnittenen Sellerie
mitdünsten, blättrig geschnittene Champignons leicht mitrösten.
Erbsen und abgetropften Hafer dazugeben und mitrösten, mit
dem restlichen Einweichwasser aufgießen, würzen und auf
kleiner Flamme ca. 10 Minuten garen.
Mit leicht in der trockenen Pfanne gerösteten Sonnenblumen-
kernen, dem fein gehackten Dill und dem geriebenen Käse
vermischen, evtl. mit Kräutersalz und gemahlenem Koriander
abschmecken. Man kann auch etwas Butter daruntermengen.

VOLLKORNNUDELN MIT PILZEN
(ODER ZUCCHINI)

Zutaten: 600 g Champignons (Zucchini), 5 EL Olivenöl, 100 g Zwiebeln, 3 Knoblauchzehen, 2 EL gehackte Petersilie, Saft einer Zitrone, 1 TL Herbamare-Kräutersalz, 1 TL Gemüsebrühe, grüner Pfeffer, 400 g Vollkornnudeln, 800 g Wasser, 1½ TL Gemüsebrühe, 2 EL Olivenöl, 40 g Butter, 1 Bund Schnittlauch, frische Kresse.

Zubereitung: Pilze (Zucchini) waschen und grob schneiden, feingewürfelte Zwiebeln und Knoblauch in Olivenöl glasig dünsten, Pilze (Zucchini), Petersilie und Zitronensaft dazugeben und im eigenen Saft ca. 10 Min. leicht köcheln lassen. Mit Kräutersalz, Gemüsebrühe und Pfeffer pikant abschmecken. Gleichzeitig Wasser mit Gemüsebrühe und Öl zum Kochen bringen, Nudeln hineingeben und 10 Min. zugedeckt leicht kochen, noch etwas quellen lassen, bis das Wasser aufgesogen ist. Ab und zu vorsichtig umrühren. Vor dem Servieren Butter und Pilze (Zucchini) unterziehen und mit Schnittlauch und Kresse bestreuen.

ZUCCHINISCHNITZEL

Zutaten: 4–5 gehäufte EL Haferflocken, 500 g Zucchini, Zitronensaft, Herbamare-Kräutersalz, Tamari, 2 Eier, grüner Pfeffer, Reformmargarine oder ungehärtetes Kokosfett zum Braten.

Zubereitung: Zucchini waschen, fein reiben und mit Zitronensaft beträufeln. Eier, Gewürze, Haferflocken verquirlen, kurz quellen lassen. Inzwischen die Zucchini unter den Teig mischen. Eine Pfanne mit wenig Reformmargarine oder ungehärtetem Kokosfett ausstreichen, den Teig eßlöffelweise hineingeben, flachstreichen und auf beiden Seiten rasch goldgelb braten. Sofort mit Kräutersauce und Kresse Butterkartoffeln servieren.

ZUCCHINI-DINKEL-NUDELN

Zutaten: 400 g Dinkelnudeln, 800 g Wasser, 2 TL Biofit-Gemüsebrühe, 2 große Zwiebeln, 500 g Zucchini, Petersilie, Knoblauch, evtl. Maiskörner, Tamari, Sojasauce, 2 EL Butter, geriebener Käse.

Zubereitung: Wasser mit der Gemüsebrühe zum Kochen
bringen. Die Nudeln und evtl. 1 TL Öl oder Butter in der
kochenden Flüssigkeit zugedeckt und mit mehrmaligem Umrühren ca. 8–10 Min. kochen.
Die gehackten Zwiebeln in Butter andünsten, die blättrig geschnittenen Zucchini mitdünsten und mit Tamari, Petersilie
und Knoblauch abschmecken. Mit geriebenem Käse servieren. Nach Geschmack kann man auch einige TL Maiskörner
mitschmoren.

DINKELREIS MIT GEMÜSE UND GEBRATENEN HÜHNERTEILEN

Zutaten: 500 g Dinkelreis, 2 große Zwiebeln, 250 g Sellerie, 250 g Kartoffeln, 500 g Hühnerteile, Knoblauch, Petersilie, Gemüsebrühe, Tamari, Butter (oder Reformmargarine).

Zubereitung: Dinkelreis mit doppelter Wassermenge und Gemüsebrühe zugedeckt ca. 30 Min. kochen lassen. Hühnerteile mit Tamari einreiben und in etwas Butter andünsten.
Gemüse hacken bzw. würfelig schneiden und ebenfalls in Butter andünsten. Mit Knoblauch abschmecken und unter den fertigen Dinkelreis mischen. Hühnerfleisch von den Knochen lösen, schneiden und mit dem Bratensaft locker unter den Dinkelreis mischen. Nach Wunsch gehackte Petersilie untermengen.

DINKEL-GRÜNKERN-AUFLAUF

Zutaten: 300 g Dinkel, mittelfein geschrotet, 100 g Grünkern, etwas feiner, 700 g Kohl, fein gehackt, 2 große Zwiebeln, 3 Eier, getrennt, 100 g geriebener Bergkäse, Knoblauch, Basilikum, Milerb-Provencemischung, Kümmel, Tamari, Biofit-Gemüsebrühe.

Zubereitung: Gemüsebrühe in etwas heißem Wasser auflösen, nochmals kühles Wasser dazugeben und soviel über das Getreide gießen, daß der Schrot knapp bedeckt ist; ca. 3 Minuten ziehen lassen.
Den gehackten Kohl, gehackte Zwiebeln, zerdrückten Knoblauch, Gewürze, Eidotter daruntermengen und dann den Eischnee zusammen mit dem geriebenen Bergkäse einmengen. Die gesamte Masse auf ein tieferes Backblech streichen, mit Butterflöckchen belegen und bei ca. 175 Grad 35–40 Min. backen.
Beilage: Sahne-Joghurt-Knoblauchsauce.

POLENTA MIT KÄSE ÜBERBACKEN

Zutaten: 2 Tassen Polenta (Maisgrieß), 4 Tassen Gemüsebrühe, 100 g Bergkäse, Lorbeerblatt, Butter.

Zubereitung: Gemüsebrühe mit Lorbeerblatt zum Kochen
bringen, Polenta einstreuen und gut umrühren. Auf kleiner
Flamme unter oftmaligem Rühren ca. 5 Min. kochen lassen,
dann von der Flamme nehmen und zugedeckt ausquellen
lassen.
Ca. 2 EL Butter einrühren. Mit dem Eßlöffel Nocken ausste-
chen, in eine gefettete Auflaufform setzen und mit Käse bestreut im Ofen überbacken.
Als Beilage zu allem, was wie Gulasch schmeckt, aber auch zu
verschiedenem Gemüse und auch sehr bekömmlich zu fetten
Gerichten.
(Für die Polentapizza nur 3 Tassen Wasser nehmen.)

LAMMRAGOUT MIT HIRSE

Zutaten: 1 kg Lammfleisch mit Knochen (Karree, Rücken etc.).
Beize: ¼ l Rotwein, 3 Zwiebeln (½ kg), Gemüsebrühe, Öl, Knoblauch, Rosmarin, Senf, Tamari, Wurzelwerk, Milerb-Provencemischung.
Hirse: 1 Tasse Hirse, 2 Tassen Wasser, Lorbeer, Biofit.

Zubereitung: Lammfleisch mit dem gewürzten Erstpreßöl ½ Tag marinieren und dann langsam in etwas Butter oder Reformmargarine rundherum anbraten. Wenn die Knochen gut angebraten sind, schmeckt der Saft besonders gut.
Zwiebeln und Wurzelwerk grob schneiden und mitrösten, mit Wasser und Gemüsebrühe (Biofit) aufgießen und langsam weichdünsten.
Fleisch von den Knochen lösen, Saft mit Rotwein und evtl. Wasser aufgießen. Nach Bedarf mit einer roh geriebenen Kartoffel binden. Fleischstücke einlegen und Ragout zu Hirse servieren.
Hirse: Wasser mit Gemüsebrühe und Lorbeerblatt zum Kochen bringen. Hirse einstreuen (nicht umrühren!) und zugedeckt auf kleiner Flamme ca. 15 Min. köcheln lassen, dann abdrehen und noch 15 Min. ziehen lassen.

GRÜNE PIZZA

Zutaten: 250 g Weizenmehl, 20 g Hefe, 75 g Butter, ⅛ l
Wasser, Kräutersalz, Salbei, grüner Pfeffer, Basilikum, Thymian.
Belag: 1½ Becher saure Sahne (gewürzt mit Mus-
kat, Salbei, Thymian, Majoran, Oregano, Basilikum,
Pfeffer), 2–3 Zucchini, Brokkoli, Zwiebel, Blumenkohl, Champignons, Käse bzw. Apfelschnitzel.

Zubereitung: Aus den obigen Zutaten einen geschmeidigen
Teig bereiten und 1 Stunde stehen lassen, dabei mehrmals
durchkneten. Er soll sich gut ausrollen lassen und an den
Kanten nicht brechen.
Auf einem gefetteten Blech gleichmäßig ausrollen, mit ge-
würzter Sahne bestreichen, mit Gemüse nach Wahl belegen,
mit Olivenöl, Kräutersalz und evtl. Apfelschnitzeln oder nach
der halben Backzeit mit geriebenem Käse bedecken.
Mit Pergamentpapier abgedeckt 30 Min. bei 200 Grad backen
(nach 16 Min. Papier entfernen, evtl. den Käse darüber-
streuen und fertigbacken).
Tip: Pizza aus Polentateig (Rezept siehe Polenta); nach dem
Abkühlen Butter und 1–2 Eier einarbeiten, auf das Blech
streichen und wie oben verfahren.
Den Teig in Backblechgröße auswalken, die Ränder gerade

abschneiden und mit Hilfe des Nudelwalkers auf das mit kaltem Wasser abgespülte Backblech legen.

Die abgekühlte Gemüsefüllung daraufgeben und den Teig von beiden Seiten der Länge nach über dem Gemüse zusammenschlagen. Die Enden zusammendrücken. Die abgeschnittenen Reste nochmals auswalken und in Streifen ausradeln. Die Streifen im Rautenmuster über die Pastete legen und die Rolle bei 220 Grad in mittlerer Höhe ca. 25 Minuten backen. Etwas abkühlen lassen und in Stücke geschnitten auf eine Platte heben.

CHINESISCHE FRÜHLINGSROLLE

Zutaten: *Quarkblätterteig:* 250 g Weizenvollmehl, 250 g Butter (Reformmargarine), 250 g Quark (20 %), 2 Msp. Vollmeersalz.

Füllung: 100 g Zwiebeln, 250 g Pilze oder Sprossen, 100 g Erbsen, Herbamare-Kräutersalz, grüner Pfeffer (gemahlen), 200 g Weichkäse (Schaf- oder Ziegenkäse), Sojasauce, 250 g Weißkraut, 250 g Karotten, Reformmargarine, ½ Dose Tartex Delikateß, Basilikum, Tamari.

Zubereitung: Das frisch gemahlene Weizenvollkornmehl mit Vollmeersalz oder Kräutersalz, dem kalten Quark und der feingeschnittenen Butter (Reformmargarine) rasch zusammenkneten.

Den Teig 30 Minuten rasch zusammenkneten und 30 Minuten kühl stellen.

Auf einer bemehlten Arbeitsfläche den Teig dick auswalken, wieder zusammenlegen und kühl stellen; diesen Vorgang 3- bis 4mal wiederholen.

Zwiebel fein schneiden (Pilze grob zerkleinern), Sprossen gut spülen, das Weißkraut fein hobeln, die Karotten in Scheiben schneiden und mit den frischen Erbsen in Reformmargarine ca. 15 Min. im eigenen Saft dünsten. Mit Kräutersalz, Tamari,

grünem Pfeffer und Basilikum würzen und Tartex darin verrühren. Nach dem Abkühlen den würfelig geschnittenen Käse
dazugeben.

DINKELPILAW MIT HÜHNERFLEISCH

Zutaten: 250 g Dinkelkörner, 1 Zwiebel, 1 Bund Frühlingszwiebeln, 100 g Erbsen, 2 Hühnerkeulen (ca.
350 g), ⅛ l frisch gepreßter Orangensaft, 3 EL Butter oder Reformmargarine, ½ l Wasser, Gemüsebrühwürfel, 2 Karotten, Herbamare-Kräutersalz,
grüner Pfeffer, 2 EL gehackte Haselnußkerne, 2 EL
gehackte Petersilie.

Zubereitung: Dinkel mit Wasser über Nacht (bzw. 6 Stunden)
einweichen, im Einweichwasser samt Gemüsebrühwürfel zum
Kochen bringen, zugedeckt bei schwacher Hitze ca. 30 Minuten kochen und noch 15 Minuten quellen lassen.
Zwiebel und Knoblauch schälen und hacken, Karotten in
Stifte schneiden, Hühnerkeulen abtupfen und mit Kräutersalz,
grünem Pfeffer und evtl. Tamari einreiben. In der Butter oder
Reformmargarine von beiden Seiten gut anbraten, herausnehmen.
Zwiebel und Knoblauch im Bratfett glasig dünsten, die Karotten ebenfalls kurz mitschmoren lassen, dann Dinkel samt Flüssigkeit dazugießen und alles ca. 10 Min. durchköcheln, Hühnerkeulen auf den Dinkel legen, Orangensaft und evtl. noch
Gemüsebrühe dazugießen und alles ca. 30 Min. schmoren
(zudecken), bis das Fleisch gar ist. Fleisch von den Knochen

lösen und geschnitten unter den Pilaw mischen, ebenso die aufgetauten jungen Erbsen.

Frische Erbsen nach der halben Schmorzeit zum Pilaw mengen. Nach kurzem Erhitzen noch gehackte Nüsse und Kräuter untermengen.

DORSCHFILET MIT GESCHMORTEM DINKEL

Zutaten: 200 g Dinkelkörner, 400 g Wasser, 2 kleine Zwiebeln, 1 Karotte, 2 TL Öl oder Reformmargarine, Herbamare-Kräutersalz, 600 g Dorsch- oder Schollenfilet, 1 saure Sahne, 1 Zitrone, 1 Bund Petersilie, 1 Bund Dill, 1 Crème Fraîche, 1 Lorbeerblatt.

Zubereitung: Dinkel über Nacht oder mindestens 6 Stunden einweichen, dann im Einweichwasser aufkochen, mit Gemüsebrühe würzen und ca. 30 Min. köcheln lassen. Zwiebeln hacken, Karotten stiftelig schneiden. Das Fett erhitzen, Zwiebeln und Karotten darin anschwitzen, den Dinkel dazugeben, Tomaten auf den Dinkel legen, die Hälfte von der Sahne dazugeben, trocken tupfen, von beiden Seiten mit Zitronensaft beträufeln, Filet mit Kräutersalz und grünem Pfeffer einreiben, in eine flache feuerfeste Form (tiefes Backblech) geben, Kräuter hacken, mit der restlichen sauren Sahne und der Crème Fraîche verrühren und über den Fisch gießen. Lorbeerblatt dazugeben, Form in das heiße Backrohr schieben und bei 200 Grad ca. 20 Min. garen. Dabei immer wieder mit der Kräuterbutter begießen. Die Fischfilets auf dem geschmorten Dinkel anrichten und mit dem Kräuterrahm übergießen. (Schollenfilets haben evtl. eine kürzere Garzeit!)

HEFEBROT MIT HONIG-SALZ-VORTEIG

Zutaten: *Vorteig:* 400 g Weizen, ⅜ l (400 g) Wasser, warm, 1 TL Honig, 1 TL Salz.
Hauptteig: 200 g Weizen (oder nur Weizen oder nur Dinkel), ¼ l Wasser, 2 TL Meersalz, 400 g Dinkel, 1 Würfel Hefe.

Zubereitung: *Vorteig:* Am Abend den mittelfein geschroteten Weizen mit im warmen Wasser aufgelösten Honig und Meersalz zu einem weichen Teig verrühren. Mit einem feuchten Tuch und einer Folie abdecken (soll nicht austrocknen) und in der Wärme stehen lassen.
Hauptteig: Den Weizen bzw. den Dinkel fein mahlen und mit Salz und evtl. Gewürzen mischen. Die Hefe im zimmerkalten Wasser auflösen und zusammen mit dem Mehl zum Vorteig geben. Alles miteinander zu einem weichen Teig verkneten und zu einem Laib formen. Auf ein gefettetes Blech setzen und mit einem Messer mehrmals einschneiden und nochmals ca. 30 Minuten gehen lassen. Auf der untersten Schiene ins kalte Backrohr stellen und bei 220 Grad ca. 60 Minuten backen.
Nach Geschmack Sesam oder Sonnenblumenkerne einarbeiten oder aus dem Teig Kleingebäck formen. (Man kann das Brot auch in Kastenformen backen.)

GEMÜSEKUCHEN

Zutaten: Teig: 600 g Weizenvollkornmehl, 40 g Hefe, ⅛ kg
Butter, ¼ l Wasser, 1 TL Herbamare-Kräutersalz,
100 g saure Sahne.
Füllung: 40 g Butter, 250 g gemischte Sprossen
(Mungobohnen und Linsensprossen), 1 Dose
Tartex, 750 g gemischtes Gemüse nach Jahreszeit,
wie Karotten, Erbsen, Mais, Kohl, 100 g Berg-,
Schaf- oder Ziegenkäse, 1 Bund Petersilie, grüner
Pfeffer, 50 g Zwiebeln, 2 TL Gemüsebrühe, 2–3 EL
Crème Fraîche.

Zubereitung: Teig: Frisch gemahlenes Vollkornmehl in eine
Schüssel geben, Hefe im zimmerkalten Wasser auflösen
(Schneebesen), Salz und saure Sahne dazugeben und nach
und nach das Mehl einrühren. Den Rest mit der Hand einkneten. Dann erst die weiche Butter dazumengen und den Teig
eine Stunde gehen lassen.
Füllung: Zwiebeln, Sprossen und sämtliches kleingeschnitte-
nes Gemüse in Butter ca. 15 Minuten halbweich dünsten,
Gemüsebrühe, Pfeffer, geschnittene Petersilie unterziehen.
Etwas abkühlen lassen, dann das Tartex und den würfelig
geschnittenen Käse daruntermengen. Teig auf bemehlter Arbeitsfläche zu einem Kreis, ca. 40 cm Durchmesser, auswal-

ken und so in eine gefettete Springform geben, daß die Ränder über den Rand der Form hinaushängen.

Abgekühltes Gemüse hineingeben und den Teig in Falten vom Rand zur Mitte legen. Mit einem kleinen zurückgelassenen Teigstück (ausgewalkt und in Tassengröße rund ausgestochen) die Teigmitte schließen. Mit Crème Fraîche bestreichen und 15 Minuten gehen lassen. Einige Male mit Holzstäbchen tief einstechen, bei 200 Grad 45 Minuten backen.

Mit Kernsauce aus 50 g Weizenmehl, eingerührt in $\frac{1}{8}$ l Wasser; in $\frac{1}{2}$ l Wasser 1 Minute kochen, dann mit frisch geriebenem Meerrettich (1–2 EL), Zitronensaft, $\frac{1}{2}$ TL Ahornsirup, 1 TL Tamari, 1 TL Gemüsebrühe, Kräutersalz, Crème Fraîche und Schnittlauch vermischt servieren.

Für ganz besondere Anlässe

Kuchen und Süßspeisen

SALZSTANGEN

Zutaten: 500 g Weizen, fein gemahlen, 1 TL Meersalz, ¼ l + 6 EL Buttermilch, Kümmel, Sesam, 1 Würfel Hefe, 1 EL Vollsojamehl, 1 Ei (oder nur Eiklar), evtl. grobes Meersalz.

Zubereitung: Hefe und Sojamehl in die Buttermilch mit einem Schneebesen einrühren, dann einen Teil des Weizenmehles einrühren, das restliche Mehl unterkneten und ca. 20 Minuten ruhen lassen. Nach nochmaligem kurzem Durchkneten teilt man den Teig in 20 bis 24 Teile und rollt jeden Teil mit dem Nudelwalker zu einem länglichen, schuhsohlenähnlichen Gebilde aus.

Unter leichtem Druck und Streichen zu den Kanten hin einrollen, auf ein gefettetes Blech legen und zugedeckt aufgehen lassen (maximal doppelte Größe), mit Ei (oder Eiklar) bestreichen und etwas Sesam, ganzen Kümmel und evtl. einige Körnchen grobes Meersalz daraufstreuen.

Das Blech in mittlerer Höhe in das heiße Backrohr (200 Grad) schieben und sogleich eine Tasse heißes Wasser auf den Boden des Rohres gießen und sofort schließen, damit der Dampf nicht entweichen kann. Man backt die Salzstangen ca. 15 Minuten, nimmt sie heraus und läßt sie auf einem Rost abkühlen. Sie sollten möglichst frisch gegessen werden.

NOUGATCREME »AMANDA«

Zutaten: 150 g Erdnußmus, 150 g Honig, 150 g Butter, 2 EL
Kakao oder Carob.

Zubereitung: Weiches Erdnußmus mit weicher Butter, Honig
und Kakao oder Carob glatt rühren. In eine Glas- oder Por-
zellanschüssel füllen und im Kühlschrank aufbewahren. Diese
Creme kann man natürlich auch ohne Kakao oder Carob
zubereiten.

LINZER TORTE

Zutaten: 300 g Weizen, frisch und fein gemahlen, 1 gehäufter TL Weinstein-Backpulver, ½ TL gemahlene Nelken, 2–3 TL Zimt, Schale einer unbehandelten Zitrone, 130 g Honig, 200 g Preiselbeermarmelade oder andere pikante, honiggesüßte Marmelade, etwas Vanille, 2 Eier, 80 g Butter, 130 g Mandeln oder Haselnüsse.

Zubereitung: Mehl mit Backpulver und Gewürzen in einer Schüssel vermischen, die Eier (ein halbes Dotter zurücklassen) und den Honig in die Mitte geben und leicht mit dem Mehl vermengen. Die fein geschnittene, nicht zu harte Butter und die geriebenen Mandeln darübergeben und alles rasch zu einem Teig zusammenkneten. Ca. ½ Stunde gekühlt ruhen lassen.

⅔ des Teiges in eine Springform legen, ca. 1 cm Rand heraufdrücken und mit der Marmelade bestreichen. Restlichen Teig in der Größe der Tortenform rund auswalken, ca. 1 cm breite Streifen ausrollen und kreuz und quer über die Torte legen (Gittermuster). Das halbe Eigelb mit etwas Wasser verrühren und das Gitter damit bestreichen. Bei 200 Grad ca. 20 Minuten in mittlerer Höhe backen.

Dieser Kuchen schmeckt erst nach 2 Tagen richtig gut.

INGWER-BIRNEN-GUGELHUPF

Zutaten: 3 Birnen, Saft und Schale einer halben Zitrone, 180 g Butter oder Reformmargarine, 180 g geriebene Mandeln, 1 gehäuften TL gemahlenen Ingwer, 1 geh. TL gemahlenen Zimt, 1 geh. TL Speisenatron, 3 Eier, 180 g Honig, 300 g Weizen, fein gemahlen, 1 gehäuften TL Lebkuchengewürz, ⅜ l Milch, Vollkornbrösel (evtl. für den Teig, falls sehr weich, und für die Form).
Verfeinerung: etwas Kakao oder Carob und in Rum eingeweichte Rosinen zur Masse geben.

Zubereitung: Birnen schälen, Kerngehäuse entfernen, blättrig schneiden, mit Zitronensaft beträufeln und mit etwas Zimt und Zitronenschale mischen.

Butter und Honig schaumig rühren, die Eier nach und nach darunterrühren, Mandeln und Gewürze dazugeben, Milch erwärmen und das Natron darin auflösen, dann abwechselnd mit dem Mehl die Milch in die Eiermasse rühren.

Birnenscheiben untermengen und den Teig in eine gefettete und gebröselte Guglhupf-Springform füllen. Bei 225 Grad ca. 60–70 Minuten backen. Nach ca. 30 Minuten Temperatur auf 200 Grad senken.

FLAUMIGE HIRSE-VANILLE-CREME

Zutaten: ¼ l Wasser, 60 g Hirse, frisch und fein gemahlen, 1 Ei, evtl. 1 TL Grand Manier, evtl. Biobin, 2 EL Honig, ¼ l Sahne, 1 Paket TK Himbeeren, ½ TL Naturvanille.

Zubereitung: Hirsemehl in das kalte Wasser einstreuen, unter Rühren aufkochen, ausquellen und abkühlen lassen. Honig, Gewürze und Eidotter unterrühren.
Eiweiß mit Zitronensaft steif schlagen, etwas Honig einschlagen, Sahne schlagen und beides unter die Creme heben. In Portionsschälchen mit Früchten anrichten.
Z. B. TK-Himbeeren mit Honig oder Dattelmus süßen, evtl. mit etwas BIOBIN eindicken, mit Grand Manier, Rum oder Cointreau beträufeln und zur Creme geben.
Nach Geschmack mit ganzen Früchten garnieren.

APFELTORTE »PRAG«

Zutaten: *Teig:* 100 g Butter, 100 g saure Sahne, 150 g Weizen, frisch und fein gemahlen, 1 TL Weinstein-Backpulver, 125 g Honig, 1 Msp. Vanille.
Belag: 600 g säuerliche Äpfel, Saft oder Schale einer unbehandelten Zitrone, evtl. ¼ l Sahne.
Guß: 30 g Butter oder Reformmargarine, 50 g Honig, 2 Messerspitzen Zimt (oder mehr), 1 EL Sahne, 75 g Haselnüsse (oder Mandeln).

Zubereitung:
Guß: Butter zerlaufen lassen, mit Honig, Sahne, grob geriebenen Nüssen oder Mandeln und Zimt kurz erhitzen, dann abkühlen lassen.
Belag: Äpfel schälen, entkernen (nach Geschmack können die Äpfel auch ungeschält verarbeitet werden), achteln und in Zitronensaft wenden, mit geriebener Zitronenschale bestreuen. Die Äpfel werden in dieser Größe auf den Teig gelegt.
Teig: Butter und Honig cremig rühren, saure Sahne dazugeben, frisch gemahlenen Weizen mit Naturvanille und Backpulver vermischt darunter rühren. Teig in einer gefetteten Springform glatt streichen, Äpfel im Kreis gleichmäßig verteilen.
Bei 175 Grad in mittlerer Höhe ca. 40 Minuten backen. Auf

einem Gitter auskühlen lassen, evtl. mit geschlagener Sahne servieren.

Tip: Für ein Backblech muß ca. die 2½- bis 3fache Menge genommen werden. Wer Honig mit zu starkem Eigengeschmack verwenden muß, kann entweder auf Ahornsirup ausweichen oder den Honig vorher allein cremig rühren, so verliert er seinen starken Eigengeschmack.

Zum Schluß

Alles in diesem Buch Beschriebene mag Heiterkeit, Empörung, Diskussion, Grant oder Aggression hervorrufen. Das ist gewollt. Das hier Gesagte soll uns wachrütteln und uns helfen, das Thema Essen aus einer neuen Perspektive zu sehen. Das Wissen über Kalorien und Nährstoffe ist sicherlich in manchen Fällen hilfreich. Doch das beste Essen kann in uns nicht wirklich fruchten, wenn wir es gestreßt einnehmen. Es kann keine Balance in unserem Körper entstehen. Zum Essen und seiner Verträglichkeit und zur Balance der Gesundheit durch die Nahrung bedarf es mehr als kochen, kauen und runterschlucken.

Ich wünsche den Lesern und Leserinnen alles Gute, viel Spaß beim Verändern, Geduld mit sich selbst und Geduld mit der eigenen Umgebung.

TEIL IV

Der Anhang

Was ist Kinesiologie?

Die Kinesiologie ist **die Lehre von der Bewegung.**
Sie ist eine neue Wissenschaft und arbeitet mit **Muskelfunktionsprüfungen** (Muskel-Check).
Über diesen Test können wir vom Körper direkt erfahren, was ihm zu- oder abträglich ist. Wir finden mit einfachen Methoden wie zum Beispiel Klopfen, Reiben oder Halten von Akupunkturpunkten unser physisches, energetisches und mentales Gleichgewicht wieder. Speziell herausgefundene Bewegungsübungen tragen dazu bei, ein neues Gesundheitsbewußtsein in uns und in unserer Umwelt zu erleben.
Mit den einfachen Techniken der Kinesiologie sind wir schon nach einem Wochenendseminar in der Lage, an uns zu arbeiten und unser Energiepotential zu erhöhen.
Gleichzeitig können wir auch mit anderen arbeiten, damit sie sich auch »einschalten« und ihre Energien besser zum Ausdruck bringen können.
Für die Fachwelt (Logopädie, Medizin, Krankengymnastik, Physiotherapie, Sportmedizin, Allergologie, Orthopädie, Heilpraktik, Pädagogik und viele mehr) stellt die Kinesiologie für den Anwender und auch dessen Patienten ein unschätzbar wertvolles Hilfsmittel zur Diagnose dar.
Weiterhin finden wir für die jeweilige Fachrichtung eine spezielle Therapie. Das heißt, wir können genau herausfinden, welche Therapie, welches Medikament oder welches Hilfsmittel für den Patient das beste ist. Zugleich stellen wir fest, in welcher Reihenfolge bestimmte Therapien erfolgen sollen. Das jeweilig erzielte Therapieergebnis können wir selbstverständlich überprüfen und auch steuern.
Nebenbei gibt die kinesiologische Arbeit dem Therapeuten die Möglichkeit, seine Praxis, seine Mitarbeiter und den Umgang mit den Patienten bzw. Klienten streßfreier zu gestalten und zu führen.

Kinesiologie ist für **jeden** erlern- und anwendbar. Wir können zwar ohne Kinesiologie leben, aber mit Kinesiologie sind wir in der Lage, besser zu leben, da sie in **allen** Lebensbereichen anwendbar ist.

Die Bereiche in der Kinesiologie:
> Angewandte Kinesiologie **A-K**
> Edu-Kinesthetik **E-K**
> Behavioral Kinesiologie **B-K**
> Touch for Health **TfH**

Mit unseren Kursen bieten wir ein ganzheitliches Ausbildungssystem an.

Was ist Touch for Health?

George Goodheart, ein Chiropraktiker in Amerika, entwickelte in den sechziger Jahren die Angewandte Kinesiologie. In der A-K wird die Bewegungslehre auf die Muskeln des Körpers übertragen. Ein wesentliches Grundprinzip lautet, wenn die Wirbelsäule in Ordnung ist, ist ein optimaler Gesundheitszustand gegeben. Dieses Prinzip ist schon lange bekannt und in der Physiotherapie ein wichtiger Ansatzpunkt.
Die Wirbelsäule wird in ihrer Position durch Muskeln gehalten, die ihren Ansatz beidseitig der Wirbelsäule haben. Von dort aus wird der Rest des Körpers aufgebaut. Solange diese Muskeln die gleiche Spannung (Tonus) haben und sich im Wechsel zusammenziehen und entspannen, ist alles in Ordnung. Unsere Haltung wird gut sein, und die Gesundheit wäre optimal.
Durch verschiedene Lebensumstände (schwere körperliche Arbeit, falsche Ernährung, Medikamente, Suchtmittel, Angst,

Verdruß, Dauerstreß) kommt es in unserem Muskelfunktionssystem zu Imbalancen. Wir lenken unsere Aufmerksamkeit üblicherweise auf den verspannten Muskel, weil dieser schmerzt. Die A-K kümmert sich jedoch in erster Linie um den geschwächten Muskel, weil dieser der **Verursacher** des Problems ist. Weil er geschwächt ist, muß sich der Gegenspieler mehr anstrengen, um die Wirbelsäule – so gut es geht – in der richtigen Stellung zu halten.

Der Chiropraktiker **John F. Thie** brachte dieses nützliche System in eine für jeden Laien anwendbare Form. Der Leitgedanke dazu war, diese zweckmäßige Methode wie ein »alltägliches Hausmittel« anzuwenden.

John F. Thie erstellte eine grundlegende Reihe von Muskeltests, die von jedem erlernt werden können. Dieses Testsystem erhielt den Namen **Touch for Health** und ist dabei, weltweit ein sehr wesentliches, vorbeugendes Gesunderhaltungssystem zu werden.

Wie wirkt Touch for Health?

Es beugt dem »Aus-der-Balance-Geraten der Muskeln« vor. Bei bereits bestehenden Imbalancen können wir die Muskeln mit der Touch-for-Health-Technik wieder ins Gleichgewicht bringen. In der A-K wurden eindeutige Beziehungen zwischen den Kreisläufen des Blutes, der Lymphe und der Meridian-Energie festgestellt. Diese drei einzelnen Systeme beeinflussen einander. Es können durch die Anwendung einer bestimmten Massage- oder Berührungstechnik die genannten Systeme so stimuliert werden, daß der betreffende Muskel einen ihn stärkenden Impuls bekommt.

Zusammenfassend kann gesagt werden, daß Touch for Health eine muskel- und energiestärkende Technik ist, mit dem Ziel, den Körper in die richtige Haltung zu bringen.

Eine gute Haltung ist die Basis für eine gute Gesundheit. Dieses System gibt jedem Menschen die Möglichkeit, seinen eigenen Körper besser kennenzulernen.

Außerdem kann er auch herausfinden, welche Umstände das Muskelsystem und damit auch die Wirbelsäule aus der Balance bringen. Es ist möglich, diese Ursachen durch den Muskeltest zu erfahren. TfH ist eine ganzheitliche Methode zur Aktivierung der Lebensenergie und des körperlich-seelischen Gleichgewichtes.

Edu-Kinesthetik (E-K) – was ist das?

Edu = educational (ausbildende)
Kinesthetik = Bewegung
Dr. Paul E. Dennison entwickelte aus den Erkenntnissen der Angewandten Kinesiologie, Touch for Health, Neurologie und Legasthenierforschung die Edu-Kinesthetik.

E-K hilft uns, unser volles energetisches Potential zu erschließen.

E-K arbeitet mit unserer eigenen Energie, die wir am besten fühlen können, wenn sie uns fehlt. Wir wollen uns und unseren Körper in die Lage versetzen, unsere »eingeschaltete« Energie ganzkörperlich zu erleben.

Es gibt so vieles in unserem Leben, wovon wir wissen, daß es uns gut tut und daß wir es machen sollten. Manchmal stressen wir uns, es wirklich zu tun. Denn wir wissen nicht genau, ob es das ist, was wir gerade jetzt brauchen.

Verbesserung der Lernfähigkeit durch E-K-Bewegungsübungen. Durch E-K sind wir in der Lage, unsere beiden Gehirnhälften und auch unsere Augen, Ohren und Körperhälften energetisch miteinander zu verbinden. Diese Verbindung nutzt uns auf unserem Weg des »**Lernens auf allen Ebenen**«.

Die Probleme haben verschiedene Namen: Konzentrationsstörungen, Lese-, Lern- und Rechtschreibschwierigkeiten und das »Nicht-umgehen-Können mit Spannungen bzw. Streß«.

Testergebnisse zeigten, daß bei Personen mit einer wenig entwickelten Koordination zwischen der linken und der rechten Gehirn- und Körperhälfte auch die Lese- und Lernfähigkeit deutlich verringert sind.

Die Edu-Kinesthetik ist eine Methode zur Verbesserung der Lernfähigkeit. Die Erfahrung zeigt, daß durch das Austesten der persönlichen **E-K-Übungsfolge** und das **regelmäßige Tun** zu Hause viele Menschen einen neuen Weg gefunden haben.

Für uns ist E-K die Basis und gleichzeitig das Dach für alles, was immer wir sonst noch tun wollen. Mit E-K geht's nämlich leichter!

Wie kann ich Kinesiologie lernen?

Kinesiologie ist eine Technik, die funktioniert, auch wenn wir nicht daran glauben.

Mit unseren Kursen bieten wir ein umfassendes Ausbildungssystem in zwei Richtungen an. Zum einen lernen wir viel über uns selbst und wie wir uns helfen können. Zum anderen werden wir fähig, das Wissen im Beruf bei anderen anzuwenden.

Anfragen über Vorträge, Kurse, Einzelsitzungen, Literatur und Kontaktadressen in Ihrer Gegend richten Sie bitte

in Deutschland an

Kim da Silva (Ulrich Wilutzky)
Dozent für Kinesiologie und Healing TAO
Türkenstr. 15
D–1000 Berlin 65
Tel. 030/4 51 13 55

in Österreich an

Do-Ri Rydl
Vitaform-Kinesiologie-Zentrum
Hauptstr. 46
A–2340 Mödling
Tel. 02236/8 83 26

Kurs-Angebot

Der Muskeltest und die Einführung in die Edu-Kinesthetik
Mit E-K aus unserem automatischen Streßverhalten herausgehen
E-K-Balance mit Prioritäten und mit Affirmationen
Angewandte Kinesiologie – die Wirbelsäule als Stütze unseres Körpers
Allergiebalance mit Kinesiologie
E-K-Praktikum
Touch for Health I
Touch for Health II
Touch for Health III
E-K Teacher Training
Basic One Brain

Advanced One Brain II
KIM's Spezial-Kinesiologie
Das Heilende Tao nach Mantak Chia
Der Kämpfer. Ausbildung: Den inneren Führer entwickeln
Bachblüten und die Anwendung in der Kinesiologie
I Ging – Buch der Wandlungen
E-K-Erlebniswoche in Piesendorf/Salzburg
Selbst-Heiltag – Selbst-Heilabend
Einzelsitzung
Telefonische Beratung

Werden Sie Mitglied in der Gesellschaft für Kinesiologie!

Der Zweck des Vereins ist, das Konzept der Kinesiologie zu fördern.

Quartalsbeitrag für AKTIVE MITGLIEDER: DM 57,–, ÖS 350,–
Vorteil: Ermäßigung pro Kurs: DM 21,–, ÖS 147,–
Freier Eintritt bei Vorträgen.
Erweitertes Informationsblatt vierteljährlich.
Übungsabend 1mal monatlich mit freiem Eintritt.
Eintragung in die Liste der aktiven Kinesiologen.

Quartalsbeitrag für FÖRDERNDE MITGLIEDER:
DM 15,–, ÖS 70,–
Vorteil 25 % Ermäßigung bei Vorträgen.
Informationsblatt vierteljährlich.

Weitere Auskünfte über die Gesellschaft erhalten Sie in unseren Büros in Berlin und Wien. Auf Wunsch senden wir Ihnen die Beitrittserklärung gerne zu.

Ernährung und Kinesiologie II

Als Folgeband ist ein Buch mit dem Titel **Essen, Quelle unserer Lebenskraft** in Vorbereitung. Hier wird das Thema Ernährung und seine Wirkungsweise aus der Sicht der energetischen Ernährungsmedizin näher betrachtet.

Bewußt werden, was Essen für uns bedeutet, heißt Bewußtsein haben. Nahrung ist für uns lebensnotwendig. Lebendigsein heißt noch nicht, unser Leben ausfüllen zu können und unser Lebensziel zu kennen. Wenn jedoch das Bewußtsein für die Ernährung nicht ausreichend vorhanden ist, gibt es auch Schwierigkeiten, im geistigen Bewußtsein zu leben. Anders gesagt, wir brauchen mehr Hintergrundwissen, wie Essen in uns wirkt und sich auswirkt, um bewußter unser Leben gestalten zu können. Wenn wir Essen und Bewußtsein verbinden können, wird uns klar, daß es kaum einen Bereich in unserem Leben gibt, in dem diese beiden Aspekte nicht stark miteinander verknüpft sind.

Die weiteren Themen lauten:

- Worin besteht das Geheimnis, bestimmte Nahrungsmittel nur zu bestimmten Zeiten zu sich nehmen zu können?
- Wie entstehen die kinesiologischen Ernährungsregeln?
- Der Hintergrund der Ernährung nach den 5 Elementen und warum sie für westliche Menschen oft nicht angewendet werden kann
- Die vier Jahreszeiten in uns und in der Ernährung

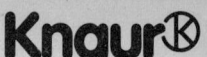
Feuerabendt, Sigmund / Hammer, Oscar
Yoga-Therapie
Der natürliche Weg zur Gesundheit.
Yoga ist eine uralte Sammlung von Erfahrungen über unseren Körper, Seele und Geist, über deren Funktionen, natürliche Fähigkeiten und innere Möglichkeiten. In diesem mit Bildern und Übungen ausgestatteten, sehr praxisorientierten Buch, erläutert der Autor seine Yoga-Therapie.
288 S. mit Abb. [7731]

Galton, Lawrence / Friedmann, Lawrence W.
Was tun, wenn der Rücken schmerzt?
»Zahllos sind die Aufklärungsbücher über Wirbelsäulenbeschwerden. Aber nur wenige orientieren den Patienten über Ursachen und Zusammenhänge so gut wie dieses Buch.«
288 S. mit 58 Abb. [4302]

Gesundmacher und Seelenheiler
Wenn die Schulmedizin nicht mehr weiter weiß: außergewöhnliche Therapien für Körper und Seele.
144 S. [4325]

Kaufmann, Christine
Körperharmonie
Schönheit und Gesundheit als Spiegelbild bewußter Lebensgestaltung.
Ein Handbuch für alle, die auf eine ganzheitliche Pflege von Körper und Seele setzen wollen. 238 S. mit 14 s/w-Abb. [7721]

Knaurs Gesundheitslexikon
Der zuverlässige Ratgeber für Gesunde und Kranke – ein langbewährtes Nachschlagewerk für die Familie.
960 S. mit 195 Abb. [7002]

Kneipp, Sebastian
Meine Wasserkur
Kneipps Gesundheitslehre.
288 S. mit Abb. [4314]
So sollt ihr leben
Kneipps weltberühmter Ratgeber in zeitgemäßer Bearbeitung. 320 S. [4313]

Zi, Nancy
Die Kunst, richtig zu atmen
Dieses Buch erklärt anhand von 30 Übungen, wie jedermann lernen kann, seine Atmung in Energie umzusetzen. Es zeigt, wie wir ein stabileres Gleichgewicht und größere innere Kraft erlangen und Geist und Körper besser koordinieren können.
192 S. mit Abb. [7729]

Medizin und Gesundheit

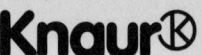
Knaur

Solomon, Henry A.
Der Fitness-Wahn
Wieviel Training ist
gesund?
Henry A. Solomon,
Internist und Kardiologe,
warnt: Sport ist nur sinnvoll, solange er nicht
exzessiv betrieben und
nicht zum absurden
Selbstzweck wird.
160 S. [3805]

Stössel, Jürgen-Peter
Herz im Streß
Ein wissenschaftlicher Tat-
sachenroman. Der Herzin-
farkt, jahrelang klassische
»Managerkrankheit«, trifft
heute vor allem Arbeiter.
Ihre psychosozialen Bela-
stungen wurden in einem
mehrjährigen Forschungs-
projekt umfassend analy-
siert. Die Ergebnisse zeigen, was sich hinter dem
landläufigen Schlagwort
»Streß« verbirgt.
288 S. [4323]

Berkeley Holistic
Health Center (Hrsg.)
**Das Buch der ganz-
heitlichen Gesundheit**
Alles über die natürlichen
Heilweisen und Mittel der
Selbsthilfe zu Körper, Geist
und Seele umfassender
Gesundheit. 576 S. [4321]

Kaiser, Dr. med. Josef H.
(Hrsg.)
**Das große
Kneipp-Hausbuch**
Dieses große Kneipp-Buch
leitet an zu richtiger
Ernährung, zu Anwendung
von Heilpflanzen sowie zu
einer naturgemäßen
Lebens- und Heilweise.
864 S. [4306]

Scholz, Herbert Dr. med.
**Der Bio-Plan
für die Gesundheit**
Ärztlicher Ratgeber für ein
natürliches Leben. Ein
biologischer Fahrplan, der
auf natürliche Weise
heilen hilft. 272 S. mit
zahlr. s/w-Abb. [4319]

Ullmann, Dr. Marcela
**Knaurs große Haus-
apotheke – Heilpflanzen**
Dr. Marcela Ullmann erläutert ausführlich Nahrungs-
und Arzneipflanzen, zeigt
die Wirkung dieser Pflan-
zen auf den menschlichen
Organismus, behandelt
Fragen wie Verträglichkeit
und Dosierung und emp-
fiehlt Zubereitungsarten.
464 S. [7732]

Obeck, Victor
Isometrik
Die erfolgreiche und revo-
lutionäre Methode für
müheloses Muskeltraining.
128 S. mit 102 Abb. [4303]

Reger, Karl Heinz
Heilen durch Magnetkraft
Vom Mesmerismus zur
modernen Medizin.
Franz Anton Mesmer war
einer der ersten, der diese
Kräfte gezielt einsetzte.
Ein Bericht über seine
Heilungen unter dem
Gesichtspunkt heutiger
medizinischer Erkennt-
nisse. 176 S. [3771]

Medizin und Gesundheit

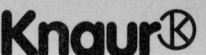
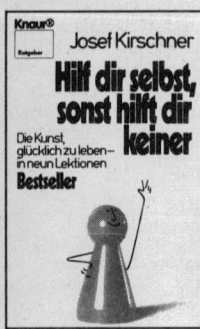
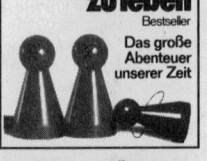
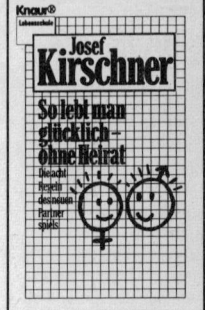

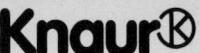

So nutzt man die eigenen Kräfte besser
Dieser Lebenshilfe-Band enthält zahlreiche Anregungen, wie jeder seine eigenen Kräfte nutzen kann, statt immer nur nach Tabletten oder fremder Hilfe zu greifen. 96 S. [7742]

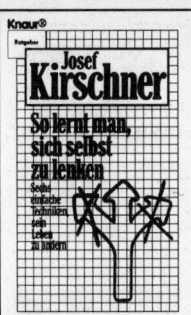

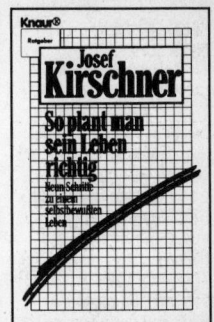

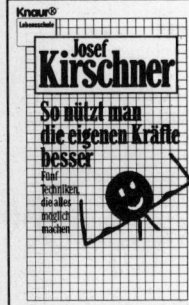

So lernt man, sich selbst zu lieben
Der Autor handelt nach dem Prinzip: »Ehe Sie jemand anderen lieben können, sollten Sie lernen, sich selbst zu lieben. Sonst wird die Liebe zu anderen Menschen nichts anderes als eine Alternative zur Unfähigkeit, mit sich selbst in Frieden zu sein.« 96 S. [7743]

So lernt man, sich selbst zu lenken
Sechs einfache Techniken, sein Leben zu ändern. Unter uns leben Heerscharen von unzufriedenen Menschen, die ein völlig anderes Leben führen möchten. Aber sie unternehmen nichts. Kirschner zeigt, wie es geht. 96 S. [7718]

So plant man sein Leben richtig
Neun Schritte zu einem selbstbewußteren Leben. »Sie selbst sind dafür verantwortlich, ob ein Plan Ihr Leben grundlegend verändert. Oder ob Sie – von Zweifeln und Bequemlichkeit verleitet – mitten in Ihrem Vorhaben aufgeben.« 112 S. [7720]

So wehrt man sich gegen Manipulation
Manipuliert wird der Mensch in allen Bereichen des Lebens: im Beruf, in der Politik, ja sogar im Privatleben. Kirschner zeigt Strategien und Techniken, wie man sich dagegen wehren und seine Freiheit zurückerobern kann. 112 S. [7717]

Josef Kirschner

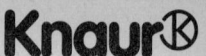

Pollack, Rachel
Tarot –
78 Stufen der Weisheit
Tarot kann Lebenshilfe, Entscheidungshilfe, Wegweiser durch schwierige Situationen und Schlüssel zur Selbstfindung sein – wenn wir verstehen, die Geheimnisse seiner Bilder und Symbole zu dechiffrieren.
400 S. mit 100 Abb. [4132]

Das Tarot-Übungsbuch
Während das überaus erfolgreiche erste Buch der Autorin, »Tarot«, eine Einführung darstellt, setzt dieses Buch gewisse Grundkenntnisse voraus. Die hier geschilderten markanten Beispiele werden dem Leser zahlreiche Anregungen für die eigene Tarot-Praxis vermitteln.
240 S. mit s/w-Abb. [4168]

Tietze, Henry G.
Entschlüsselte
Organsprache
Krankheit als SOS der Seele. Verdrängte und unterdrückte Gefühle schlagen sich in ganz bestimmten Körperregionen nieder, wo sie schließlich psychosomatische Krankheiten verursachen.

Der Psychotherapeut Henry G. Tietze gibt einen Überblick über das Wesen dieser Krankheiten, ihre Ursachen und ihre Behandlungsmöglichkeiten.
272 S. [4175]

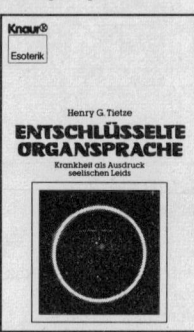

Sasportas, Howard
Astrologische Häuser
und Aszendenten
Neben dem Tierkreiszeichen-System ist das Häuser-/Aszendenten-System die zweite, überaus bedeutsame Quelle astrologischer Interpretationsmöglichkeit. Seltsamerweise gibt es hierzu kein einziges, für die Deutungspraxis brauchbares Buch.
624 S. mit s/w-Abb. [4165]

Sakoian, Frances /
Acker, Louis S.
Das große Lehrbuch der
Astrologie
Wie man Horoskope stellt und nach neuesten wissenschaftlichen Erkenntnissen Charakter und Schicksal deutet. 551 S. mit zahlr. Zeichnungen. [7607]

Schwarz, Hildegard
Aus Träumen lernen
Mit Träumen leben. Dieses Traumseminar geleitet uns über einen Zeitraum von acht Abenden in die Welt der Träume. Ein Symbolregister ermöglicht es, diese tiefgehende Einführung auch als Nachschlagewerk zu benützen.
272 S. [4170]

Garfield, Patricia
Kreativ träumen
Die Autorin erläutert ausführlich und leicht verständlich jene Techniken, mit Hilfe derer jedermann innerhalb kurzer Zeit entscheidenden Einfluß auf seine Träume nehmen kann. 288 S. [4151]

ESOTERIK

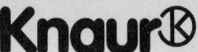

Knaur

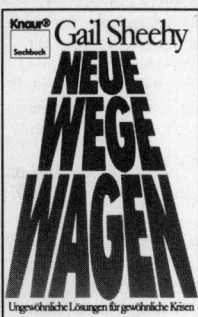

Sheehy, Gail
Neue Wege wagen
Ungewöhnliche Lösungen für gewöhnliche Krisen. Gail Sheehy, Autorin des Bestsellers »In der Mitte des Lebens« zeichnet Portraits von Frauen und Männern, die mit Mut und Kraft einen neuen Anfang gewagt haben.
640 S. [3734]

Kubelka, Susanna
Ich fange noch mal an
Glück und Erfolg in der zweiten Karriere. Dieses Buch ist für alle geschrieben, die nicht in Schablonen denken und sich nicht mit vorgegebenen Lebensformen begnügen wollen.
208 S. [7663]

Senger, Gerti
Was heißt schon frigid!
Intimsachen, die auch jeder Mann kennen sollte. Eine »Liebesschule« nicht nur für Frauen.
208 S. [7681]

Gute Männer sind so!
Männern sowie Frauen wird dieses mit einem Schuß Humor geschriebene Sachbuch, das auf den Erkenntnissen neuester Sexualwissenschaft und angewandter Psychologie beruht, helfen, sich besser zu verstehen und richtig zu behandeln.
208 S. [7680]

Sinnenfreude
Lebenslust
100 Regeln für eine neue Sinnlichkeit.
Die bekannte Journalistin, Buchautorin und Fernsehmoderatorin hat in diesem Buch hundert Regeln zur Entfaltung einer neuen Sinnlichkeit aufgestellt.
208 S. [7704]

Schönberger, Margit
Rettet uns den Mann!
Ein Leitfaden für Frauen, die auf eigenen Füßen stehen und dennoch in Männerarmen liegen wollen. 272 S. [7698]

Strömsdörfer, Lars
Ich such' mir einen Partner
Ein Ratgeber für alle, die nicht immer Single sein wollen. 128 S. [7702]

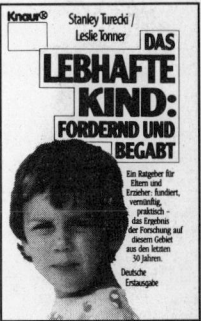

Turecki, Stanley /
Tonner, Leslie
Das lebhafte Kind –
fordernd und begabt
In diesem umfassenden und auch für den Laien verständlichen Buch geben die Kinder- und Familienpsychiater Turecki/Tonner den Eltern ein komplettes Programm an die Hand, mit dessen Hilfe sie ihr Kind besser verstehen, lenken und seine positiven Seiten verstärken können. 320 S. [3859]

Rat & Tat

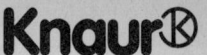
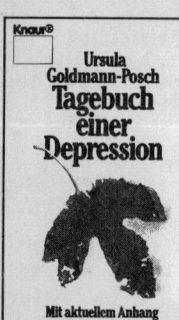